U0397707

上海蔡氏妇科

历代家藏医著集成

总主编　蔡小荪

副总主编　张婷婷　金毓莉　黄素英

蔡氏妇科丸散露酒膏丹辑录

佚名　著

张婷婷　校注

上海科学技术出版社

内 容 提 要

　　蔡氏妇科源远流长,是沪上知名的妇科流派,目前已传承至九代,在诊疗痛经、崩漏、月经不调、产后病、子宫内膜异位症、习惯性流产、不孕症等方面颇具临床特色。在历史长河中,蔡氏妇科历代传人均有不少医学著作留存于世,以妇科为多,这些著作或为经典解说,或为临床验案,或为用药心得,全面反映了蔡氏妇科200多年来的学术沉淀与临床精华。本书收录了《蔡氏妇科丸散露酒膏丹辑录》一书。

　　本书可供中医临床医师、中医院校师生,以及中医爱好者参考阅读。

图书在版编目(CIP)数据

　　蔡氏妇科丸散露酒膏丹辑录 / 蔡小荪总主编. —上海：上海科学技术出版社,2019.6
　　(上海蔡氏妇科历代家藏医著集成)
　　ISBN 978-7-5478-4437-3

　　Ⅰ.①蔡…　Ⅱ.①蔡…　Ⅲ.①中医妇科学－验方－汇编　Ⅳ.①R289.5

　　中国版本图书馆CIP数据核字(2019)第081003号

蔡氏妇科丸散露酒膏丹辑录

总主编　蔡小荪

上海世纪出版(集团)有限公司 出版、发行
上海科学技术出版社
(上海钦州南路71号　邮政编码200235　www.sstp.cn)
上海雅昌艺术印刷有限公司印刷
开本 787×1092　1/16　印张 20.25
字数 80千字
2019年6月第1版　2019年6月第1次印刷
ISBN 978-7-5478-4437-3 / R·1844
定价：128.00元

特别鸣谢

编写顾问

蔡　蓉　蔡伟民　蔡志民　姚之希　金长勤

编委会名单

总主编

蔡小荪

副总主编

张婷婷　金毓莉　黄素英

编　委
（按姓氏笔画排序）

王春艳　王海丽　王隆卉　付金荣　毕丽娟　刘邓浩

苏丽娜　沈　丽　张　利　陈　晖　陈　琼　陈旦平

杭远远　周　琦　周翠珍　莫惠玉　翁雪松　谭　丽

上海江湾蔡氏妇科肇始于清代乾隆年间，迄今已传九代，历有 200 余年。

始祖蔡杏农，乾隆年间开始行医，精研岐黄，勤习理法方药，内妇各症，每获良效。

二世蔡半耕，杏农子，对于历代名家的医著及民间验方，广为吸取。无论时病伤寒、经带痘疹、内外妇儿均有建树，尤擅妇科。

三世蔡炳（枕泉），于妇科方面的四诊辨治、经验药方较具特色，著有《种橘山房医论》。

四世蔡兆芝（1826—1898），号砚香，清同治二年（1863 年）癸亥科贡生，封中宪大夫，花翎同知衔。他继承父业，精于妇科，文才医理，造诣精深。他曾经治愈宝山县令之疾，当时署令陈玉斌赠予"功同良相"匾额。著有《江湾蔡氏妇科述要》《女科秘笈》《验方秘录》《临证秘传——砚香识要》《素灵纂要》。

五世蔡小香（1863—1912），名钟骏，字轶侯，清光绪甲申黄科廪生，幼承庭训，克循医理，深研岐黄之术，造诣精湛，又得祖传流派要旨。后来蔡氏迁于上海老闸桥堍，江湾女科之名益盛。其设诊所于上海老闸万福楼后和街，门庭若市，妇孺皆知，名闻大江南北，于贫病者则送诊给药，颂者不绝。蔡小香热心教育和医学事业的发展。在江湾当地斥资兴办"蔡氏学堂""铗业师范学堂",慷慨捐资南洋、新公学等学堂的办学,不仅捐资帮助精武体操学校的创办,并担任副会长,还创办了上海第一个医学讲习所——上海中医专科训练班以及蔡氏医学堂等培养中医人才。他邀集医界名流组织医务总会(后更名为中国医学会),担任会长,支持创办了近代中国第一份医学期刊《医学报》以及《上海医学杂志》,斥资创办了中国第一所中医医院并担任院长……短短50年生涯,其大量的创举被载入史册。蔡小香集各家之长,补土取法李东垣,滋阴崇尚朱丹溪,善权衡病情轻重,急病求速效,久病标本兼治。用药各有宜忌,不轻用峻厉之品,每方用药不过十味,世有"蔡一帖,九加一"之称。他于妇女经、带、胎、产病以调理为主,养血为先,切合妇女病理,治效特显,日诊百人以上,为当时上海四大名医之一。著有《通治验方》《临证随录》《蔡小香医案》。

六世蔡香荪(1888—1943),名章,字耀璋。曾肄业于第一届同济德文医学堂(现同济大学),秉承祖业,学贯中西,蜚声沪上,一生行善,口碑载道。他济困扶贫,送医给药,捐资筹款创办了江湾暑天医院和江湾时疫医院。他在1932年"一·二八"和1937年"八一三"两次淞沪抗战中,筹办难民所,组织救护队,并捐资营建了十九路军抗日阵亡将士忠烈墓(遗址在今场中路水电路,忠烈墓的墓碑铜牌今收藏于中国共产党第一次全国代表大会会址纪念馆,为国家一级文物),其率领的红十字队救护伤员数为沪上最多。蔡香荪担任了许多社会兼职,如江湾崇善堂董事、江湾救火会(现江湾消防中队,由蔡香荪创办,为国内现存最早由中国人创办的消防队)会长、江湾保卫团董事长、上海国医公会委员、中国医学院副院长等,曾数次历险营救中共地下党员,其一生,堪称"爱国爱民"的中医妇科名家。

七世蔡小荪(1923—2018),字一仁,号兰苑,小香公之孙。蔡小荪秉性敦厚，仁心仁术，父传师授，家学渊源。于妇科经病，主张以调为主，养血为先，理气为要。闭则不尚攻伐，崩则不专止涩。具体用药，对崩漏强调"求因为主，止血为辅"。痛经亦然，"求因为主，止痛为辅"。某些医著，被引誉为至理名言。他更借鉴现代医学各种检验，以助诊断。力主辨证必须辨病，结合四诊，益显疗效。处方用药，以精、简、廉、验为特色。主编《经病手册》《中国中医秘方大全》《中华名中医治病囊秘·蔡小荪卷》等，著有《蔡小荪验案集存》。

蔡氏妇科学术造诣、医德医风，久为社会及同道推崇，历七世而不衰。尤以数代积善，实非一般空言浮夸辈所可比拟。蔡氏妇科审证求因主张动态变化，脏腑辨证首重肝脾肾，调理冲任以理气为先，这些治学思想代代相传。至蔡小荪更是发古通今，衷中参西，创立妇科病审时论治学说与周期论治疗法。

蔡氏妇科虽已传至九代，历代传人亦有一些医著，然大多毁于战火。故至今除了蔡小荪本人及其弟子所撰写的蔡氏妇科医案或者临证经验，原汁原味的蔡氏妇科历代传人的医著尚未面世，究其原因可能是所存医著基本为手稿，大多是孤本，无抄本或刻本传世，众人甚至连蔡小荪本人均认为已湮没于战火，未有专人进行整理挖掘。

本套丛书为蔡小荪先生家藏，内容囊括蔡氏妇科学术思想（《种橘山房医论》《江湾蔡氏妇科述要》《临诊秘传——砚香识要》）、蔡氏医案及临诊经验（《蔡小香医案》《临证随录》《通治验方》《蔡小荪验案集存》）、蔡氏妇科用药特色（《蔡氏妇科丸散露酒膏丹辑录》《药性备查目录》）等方面，均为手抄本，将其进行影印、整理、点校，对蔡氏妇科流派医著的保护与传承，从本源上更好地理解蔡氏妇科家传的妇科学术思想的发展、临证经验以及用药用方等均有较大的作用。

具体收录书目内容如下。

《种橘山房医论》：由三世传人蔡枕泉所写，原以为已毁于战火，未曾想有手抄本传世。该书围绕妇科理论展开论述，分为女科调经、女科经闭、带下、小产、临产、产后六部分，每部分先论述相关医理，后附各个病种的相关方剂，并有剂量。蔡枕泉认为：经行于"血气用事，冲任流畅"，闭经"不过血滞血枯而已"，带下在邪湿热、在脏肝脾，小产预防在先，临产随机应变，产后百脉空虚，养护"九禁"、诊治"三冲三急三审"。该书对蔡氏女科起到学术引领的作用。

《临证秘传——砚香识要》：为蔡兆芝73岁时所著，当时正值其病后，略述而成，以冀绵延后世。分为望闻问切总论、望诊篇、闻诊篇、问诊篇、脉诊篇五篇，其总结了四诊的重要性、诊断的思路及方法，颇具临床价值。

《素灵纂要》：为蔡兆芝所著，该书对《素问》与《灵枢》中的条文进行摘抄，并阐述蔡氏对其的临床体会与理解，分为脏象、经络、病机、脉要、诊候、运气、审治诸篇。该书对深入理解《黄帝内经》的临床应用有较高的参考价值。

《江湾蔡氏妇科述要》：为蔡兆芝避难之时录以为鉴，目前仅蔡小荪抄本存世，原著已毁于战火。分为气血论、调经、月水不通、淋证、种子、保胎、小产、临产、产后、乳病、妇人诸病补余十一篇论述，分别阐述了妇女的经、带、胎、产的症状、病因病机与治法方药。

《蔡小香医案》：蔡小香著。该书收录了蔡小香的内科医案，以温病为主，从中可管窥蔡氏家族的学术传承。尤其值得一提的是，该医案完整体现了蔡小香每方用药不过十味的特点，"蔡一帖，九加一"在其中也得到了完整的体现。每个病案均有剂量，有较高的临床参考价值。

《临证随录》：蔡小香著。收录了蔡小香的 6 则医案，病种包括妊娠病、胃脘痛、淋证、虚损、不寐等诸多病证。

《蔡氏妇科丸散露酒膏丹辑录》：该书撰著者不详。前半部分收录了 212 首方剂，包含丸、散、膏、丹等多种剂型，为楷体书写；后半部分为行书，收录了当时之验方时方，后半部分落款"蔡小香敬刊"，从行书笔迹来看，与《蔡小香医案》笔迹一致，推测后半部分为蔡小香先生所录。该书据蔡小荪回忆为蔡氏妇科药房家传的药品制作与使用规范手册。书中收录了蔡氏妇科常用的六味地黄丸、女科八珍丸、桂附八味丸等，并阐述每味药物的适应证，使用范围与禁忌等事宜。

《药性备查目录》：该书收录了蔡氏妇科常用女科药物的用药经验，分为气部、血部、阳部、阴部、温暖部、泻火清热部、表部、痰部、风部、湿部、肺部、肝肾部、重镇安神部、涩敛部、峻下部、行水部、润肠利溲部、明目部、风湿部、软坚部、开窍部、杀虫部、导滞部、外科部、吐部、杂部共 26 个部分。分类与现今中药学有所不同，颇有女科临床特色。

《通治验方》：蔡小香著。收录了蔡小香的 37 则医案，病种涉及产后病、月经病、鼓胀、咳嗽、眩晕、头痛等诸多病种。反映了蔡小香用药经验与特色。

《蔡小荪验案集存》：该书收录了蔡小荪 1978 年自己撰写的妇科医案，包括痛经、子宫内膜异位症、月经过多、崩漏、虫积经阻、经来头痛、不孕、闭经、产后病、更年期综合征等妇科病症，病种齐全，用药充分体现了蔡氏妇科的家传特色与经验。同时配有作者按语，对诊疗的经过进行点评。

《蔡氏抄钱祝恩医案》：钱祝恩著，蔡氏抄。该书分上、下两册，由蔡氏抄于 1913 年，从钱祝恩以及蔡氏传人的生卒年推测，可能由蔡香荪所抄。钱祝恩，常州钱氏中医儿科第九代传人。钱氏中医儿科自明末钱祥甫始，传承延续十二代，已有 300 多年的历史。该书原由薛逸山自钱祝恩弟子许惟尊处抄录于 1911 年，后由蔡氏转抄而成，书中医案偏重妇科、儿科，前后有初复诊相对应，由此可见该医案具有较高的临床实用性。

本套丛书有以下特点：一是均为手抄本，目前未见其他抄本传世，有一定的版本价值。二是丛书内容偏重临床，基本为蔡氏妇科传人本人所著，具有较高的临床实用价值。三是手抄本铁划银钩、行云流水般书法富有艺术欣赏价值，将其影印不仅起到文献保存的目的，对中医药文化的传播与传承亦起到积极的推动作用。

上海蔡氏妇科流派是上海重要中医流派之一，设立了蔡小荪名中医经验传承工作室，2012 年初进入上海市中医药事业发展三年行动计划"海派中医流派传承工程建设项目"，成立"海派中医蔡氏妇科流派传承研究基地"；2012 年底获得"全国中医学术流派海派蔡氏妇科流派传承工作室"建设项目；2019 年 4 月入选国家中医药管理局全国中医学术流派传承工作室第二轮建设项目。这些项目对蔡氏妇科传承发展起到了推波助澜的作用。

本套丛书将蔡氏妇科历代家藏医著进行整理点校，将进一步完善蔡氏妇科理论体系，丰富蔡氏妇科诊疗方案及用药特色，对中医妇科流派的传承发展、名老中医经验的继承、非物质文化遗产的保护做出不可估量的贡献。

本套丛书成稿仓促，如有不足之处，恳请各位读者见谅，并给予批评指正。

编　者

2019 年 1 月

校注说明

《蔡氏妇科丸散露酒膏丹辑录》：该书撰著者不详。前半部分收录了 212 首方剂，包含丸、散、膏、丹等多种剂型，为楷体书写；后半部分为行书，收录了当时之验方时方，后半部分落款"蔡小香敬刊"，从行书笔迹来看，与《蔡小香医案》笔迹一致，推测后半部分为蔡小香先生所录。该书据蔡小荪回忆为蔡氏妇科药房家传的药品制作与使用规范手册。书中收录了蔡氏妇科常用的六味地黄丸、女科八珍丸、桂附八味丸等，并阐述每味药物的适应证，使用范围与禁忌等事宜。

本次整理内容主要有以下几个方面。

（1）原书为繁体竖版，根据出版要求，对原书进行重新句读，并改为规范简体字横排。

（2）综合运用本校、他校与理校三法进行整理，对原文的衍、脱、误、倒，分别予以删补增改。

（3）对原书中的异体字、俗体字，按照从俗、从简、书写方便和音义明确的原则，予以径改，不出校。

（4）对原书中个别冷僻字词等加以必要注音和解释。

（5）为保持书稿原貌，书中引文虽与原著文字歧异，但文理顺通，不悖原旨，或虽有违原趣，而是作者有意改动者，均不作订正。

总目录

蔡氏妇科丸散露酒膏丹辑录

佚名 著

张婷婷 校注

目录①

① 注：目录原无，据正文补。

蔡制丸散露酒膏丹

一號六味地黃丸　　審丸每兩二分水法每兩三分

治真陰虧損小便淋閉頭目眩暈腰膝酸軟發熱咳嗽

盜汗憔悴瘦弱精神疲困失血失音水泛為痰等症

原熟地　匀　山萸肉　男　淮山藥　男　建澤瀉　寸　白茯苓　寸

粉丹皮　寸　共為細末審丸或水法

二號女科八珍丸　　母什芥

治婦人胎前產後陰虧血少四肢無力身體困倦頭眩

眼花飲食少進面黃肌瘦或因鬱結氣滯思慮氣血

不和以致骨蒸内熱虛勞怯損五心煩熱咳嗽痰多

腰疼背痛口乾舌燥虛火上炎寒熱往來經期先後

並效久服調經種子

大熟地　匀　西黨參　男　川芎　男　耀枝木　男

一號至四號

一号　六味地黄丸　蜜丸每两二分，水法每两三分。

治真阴亏损，小便淋闭，头目眩晕，腰腿酸软，发热咳嗽，自汗盗汗，憔悴瘦弱，精神疲困，失血失音，水泛为痰等症。

原熟地_{八两}　山萸肉_{四两}　淮山药_{四两}　建泽泻_{三两}　白茯苓_{三两}　粉丹皮_{三两}

共为细末蜜丸或水法。

二号　女科八珍丸　四钱八分。

治妇人胎前产后，阴虚血少，四肢无力，身体困倦，头眩眼花，饮食少进，面黄肌瘦，或因郁结、气滞、思虑，气血不和，以致骨蒸内热，虚劳怯损，五心烦热，咳嗽痰多，腰酸背痛，口干舌燥，虚火上炎，寒热往来，经期先后并效，久服调经种子。

大熟地_{八两}　西党参_{四两}　川芎_{二两}　制于术_{四两}

奎白芍 一両　炙甘草 一両　當歸身 一両　白茯苓 叁 一両

右為佃末 蜜建蜜拌丸　蜜丸每両三平　水法每両三平

昭治命門火衰不能生土以致脾胃虚寒飲食少思大便不實下元虚冷臍腹疼痛用此蓋火之源以消陰

醫

三号 桂附八味丸。

昭治相火有餘煩熱乾咳髓枯骨痿王水所謂壮水之主以制陽光是也凡一切陰虚火動者並效　每両三平二分

四号 知栢八味丸

照六味地黄丸加上肉桂 万毙附子 一両

照六味丸加 川黄柏 一両 肥知母 一両

煉蜜為丸

奎白芍三两　　炙甘草二两　　当归身四两　　白茯苓四两

上①为细末，热建蜜杵丸。

三号　桂附八味丸　蜜丸每两二钱五分，水法每两三钱五分。

治命门火衰，不能生土，以致脾胃虚寒，饮食少思，大便不实，下元虚冷，脐腹疼痛，用此益火之源以消阴医翳。

照六味地黄丸加上肉桂一两、制附子一两。

四号　知柏八味丸　每两三钱二分。

治相火有余，烦热干咳，髓枯骨痿，王冰所谓壮水之主，以制阳光是也，凡一切阴虚火动者并效。

照六味丸加川黄柏二两、肥知母二两，炼蜜为丸。

---

① 上：原为"右"，重排后当改为"上"，后同。

五號　滋陰八味丸

治陰虛不足內熱欬嗽小兒骨蒸五心煩熱等症每服

三四錢開水送下

五號至八號

六號　八仙長壽丸　　每兩三分

專治稟體虛弱腎氣久虛四肢無力面容憔悴盜汗潮

熱或常夢泄精氣不固陰虛血少五臟有損等症

即六味丸加　麥冬　五味子等分

二

五号　滋阴八味丸

治阴虚不足，内热咳嗽，小儿骨蒸，五心烦热等症。每服三四钱，开水送下。

六号　八仙长寿丸　每两三分。

专治秉体虚弱，肾气久虚，四肢无力，面容憔悴，盗汗潮热，或常梦泄，精气不固，阴虚血少，五脏有损等症。

即六味丸加麦冬（去心）三两、五味子（炙）一两。

七號 十全大補丸 每兩二千

治氣血虛虧惡寒發熱自汗盜汗肢體倦怠頭痛眩暈

口乾作渴久病虛損飲食作脹薰治外科患後久不收

口或面瘦身羸服此丸大補氣血

熟地　白芍　川芎　白朮　黃芪　肉桂

甘草　當歸　黨參　茯苓　共為細末蜜丸

八號 脾腎雙補丸 每兩廿

治脾腎虛寒飧泄腹痛或酒濕傷脾或飲食嘔惡無火等

症每服三四錢開水送下

人參　五味子　兔絲子　補骨脂　砂仁　新會皮

肉果　山萸肉　車前子　巴戟肉　建蓮　淮山藥

煉蜜為丸

七号　十全大补丸　每两一钱。

治气血虚亏，恶寒发热，自汗盗汗，肢体倦怠，头痛眩晕，口干作渴，久病虚损，饮食作胀，兼治外科患后久不收口，或面瘦身羸，服此丸大补气血。

熟地八两　白芍二两　川芎二两　白术四两　黄芪四两　肉桂一两　甘草（炙）二两　当归四两　党参四两　茯苓四两

共为细末蜜丸。

八号　脾肾双补丸　每两五分。

治脾肾虚寒，飧泄腹痛，或酒湿伤脾，或饮食呕恶无火等症，每服三四钱，开水送下。

人参一两　五味子（炙）六分　菟①丝子三两　补骨脂（炙）一两　砂仁一两　新会皮一两　肉果（煨）五钱　山萸肉（炒）一两五钱　车前子（炒）一两　巴戟肉一两　建莲二两　淮山药（炒）二两

炼蜜为丸。

---

① 菟：原为"兔"，据文义改。后同。

九號明目地黃丸 每兩三分

治男婦氣血不足肝腎虛損眼目昏花視物不明迎風多淚

男子酒色過傷女子帶下崩淋等症

熟地男 草決明男 粉丹皮男 白蒺藜（炒）枸杞子男

歸身男 白茯苓男 建澤瀉男 甘菊花男 淮山藥男

煉蜜為丸

十號河間地黃飲子丸 無病牛

治痹風眩暈運中風積痰半身不遂手足麻木舌強健忘

口眼喎斜心神恍惚等症 每服五錢開水送下

熟地男 白茯苓男 麦冬肉男 淡蓯蓉男 熟附子半 金石斛男

遠志男 滛羊藿半 五味子… 甘菊花男 山萸肉男 官桂半

巴戟肉男 石菖蒲半 共為細末加荷葉少許薑枣和丸或蜜丸

九號至十二號

三

九号　明目地黄丸　每两三分。

治男子气血不足，肝肾亏损，眼目昏花，视物不明，迎风多泪，男子酒色过伤，女子带下崩淋等症。

熟地四两　草决明一两　粉丹皮二两　白蒺藜一两五钱　枸杞子（炒）二两　归身（酒炒）二两　白茯苓二两　建泽泻一两　甘菊花一两五钱　淮山药三两

炼蜜为丸。

十号　河间地黄饮丸　每两五分。

治痹风眩运，中虚积痰，半身不遂，手足麻木，舌强健忘，口眼㖞斜，心神恍惚等症。每服五钱，开水送下。

熟地六两　白茯苓二两　麦冬肉三两　淡苁蓉二两　熟附子八钱　金石斛二两　远志一两　淫羊藿八钱　五味子（炙）一两　甘菊花一两　山萸肉三两　官桂八钱　远志一两　巴戟肉二两　石菖蒲八钱

共为细末，加薄荷少许，姜枣和丸或蜜丸。

十一號。金匱腎氣丸 水泛五兩 … 熟九兩兩王廿

治腎虛陽遏水泛為痰喘滿倚息不能轉側不得着枕手足
浮腫肚腹脹大小便不利大便溏泄等症
即六味丸加 熟附子牙 肉桂牙 懷牛膝牙 車前子牙
共為末或蜜丸或水法

十二號 濟生腎氣丸 五兩三牛廿
治下焦元陽衰憊飲濁上干得食脹悶腹滿肢浮大便
泄瀉小便不利欬嗽痰壅悶成腫脹等症服之神效
六味丸內白茯苓 分熟地另再加 製附子牙 肉桂牙
車前子牙 懷牛膝牙
為細末水法丸

十一号　金匮肾气丸　水法每两三钱五分，蜜丸每两二钱五分。

治肾虚阳逆，水泛为痰，喘满倚息不能转侧，不得着枕，手足浮肿，肚腹胀大，小便不利，大便溏泄等症。

即六味丸加熟附子一两、肉桂一两、怀牛膝一两、车前子（炒）一两。

共为末或蜜丸或水法。

十二号　济生肾气丸　每两三钱五分。

治下焦元阳衰惫，饮浊上干，得食胀闷，腹满肢浮，大便泄泻，小便不利，咳嗽痰壅，闷成肿胀等症，服之神效。

六味丸内白茯苓八两、熟地四两，再加制附子一两、肉桂一两、车前子（炒）一两、怀牛膝（酒炒）一两。

为细末，水法丸。

上海蔡氏妇科历代家藏医著集成

蔡氏妇科丸散露酒膏丹辑录

十三號 四製香附丸 每兩三分

治婦女經水不通氣血兩虧四肢無力腰痠腹脹赤白帶下身

作寒熱等症

華香附另 蘄艾葉另 原生地另 赤丹叅另 炙甘草另

西砂仁另 當歸身另 川芎羣 淡黄芩另 白芍藥另

廣陳皮羣 建審和丸

西號 調經益母丸 每兩三分

治婦女經水不通赤白帶下及產後惡露停滯腹痛等症無

不效驗

大熟地分 蘄艾葉另 川續斷另 青條芩另 阿膠另

川芎羣 當歸身另 厚杜仲另 華香附另 白芍藥另

審丸

十三號至十六號　　　　四

十三号　四制香附丸　每两三分。

治妇女经水不通，气血两亏，四肢无力，腰酸腹胀，赤白带下，身作寒热等症。

华香附四两　祈[1]艾叶二两　原生地四两　赤丹参二两　炙甘草一两　西砂仁一两　当归身（酒炒）三两　川芎一两五分　淡黄芩二两　白芍药二两　广陈皮一两五钱

建蜜和丸。

十四号　调经益母丸　每两三分。

治妇女经水不通，赤白带下及产后恶露停滞，腹痛等症，无不效验。

大熟地八两　祈艾叶三两　川续断三两　青条芩（炒）二两　杜阿胶四两　川芎二两　当归身（酒炒）三两　厚杜仲（盐水炒）四两　华香附（炒）四两　白芍药三两

蜜丸。

---

① 祈：当作"蕲"，后同。

十五號 當歸養血丸 每两三分

一、治婦人經水不調赤白帶下子宮虛冷久不受孕

當歸身另 杜仲另 原生地另 白芍藥另 阿膠另 香附另

綿黃芪另 白术一另 白茯苓三另 祈艾葉二另

煉建蜜和丸

十六號 婦芍六君丸 每两四

治脾胃虛弱補心養血飲食不思膨脹腹痛嘔吐痰水四肢困

倦氣欝不通每服二錢

人參三另 當歸身另 法半夏另 新會皮另 炒白术二另

白芍一另 白茯苓三另 炙甘草另

為細末薑棗湯為丸

十五号　当归养血丸　每两三分。

治妇人经水不调，赤白带下，子宫虚冷，久不受孕。

当归身三两　杜仲四两　原生地八两　白芍药三两　阿胶三两　香附三两　绵黄芪三两　白术二两　白茯苓三两　祈[①]艾叶二两

炼建蜜和丸。

十六号　归芍六君丸　每两四分。

治脾胃虚弱，补心养血，饮食不思，膨[②]胀腹痛，呕吐痰水，四肢困倦，气郁不通，每服二钱。

人参二两　当归身（酒炒）一两　法半夏一两　新会皮一两　炒白术二两　白芍一两　白茯苓二两　炙甘草一两

为细末，姜枣法为丸。

① 祈：当作"蕲"。
② 膨：当作"鼓"。

上海蔡氏妇科历代家藏医著集成

蔡氏妇科丸散露酒膏丹辑录

七號歸芍地黃丸 每服三分

治真陰不足血少氣多陽盛陰虧頭眩耳鳴午後潮熱肝血
不足兩脇攻痛手足發熱每服三錢
熟地分 淮山藥多 澤瀉多 當歸多 山萸肉多 粉丹皮二多
茯苓三多 白芍三多
煉蜜為丸

八號金鎖固精丸 每兩午

治真元不固夜夢遺精盜汗虛煩腰痛耳鳴四肢無力漸
漸羸瘦面色無光困倦少食等症
真沙苑多 蓮鬚多 左牡蠣牙上龍骨多 芡實多
建蓮和為丸

七號至三十號　五

十七号　归芍地黄丸　每两三分。

治真阴不足，血少气多，阳盛阴亏，头眩耳鸣，午后潮热，肝血不足，两肋攻痛，手足发热。每服三钱。

熟地八两　淮山药四两　泽泻三两　当归三两　山萸肉四两　粉丹皮三两　茯苓三两　白芍三两

炼蜜为丸。

十八号　金锁固精丸　每两五分。

治真元不固，夜梦遗精，盗汗虚烦，腰痛耳鸣，四肢无力，渐渐羸①瘦，面色无光，困倦少食等症。

真沙苑二两　莲须二两　左牡蛎（盐水煅）一两　上龙骨（煅）一两　芡实二两

建蜜和为丸。

---

① 赢：当作"羸"。

上海蔡氏婦科歷代家藏醫著集成

蔡氏婦科丸散露酒膏丹輯錄

十九號 指迷茯苓丸 每兩半

治風痰停滯中脘脾氣不能流行及產後發喘四肢浮

腫等症

半夏麯一兩 白雲苓二兩 江枳殼半 風化硝半半

童汁和拌丸

二十號 河車大造丸 每兩半

治虛勞欬嗽口唇燥烈內熱骨蒸將成勞瘵服此甚效

婦人產後虛損更效每日空心四五錢頓溫合於口內

任其自化服後再用龍眼湯過口

河車一具 五味子三半 人參一兩 杜仲一兩半 川柏二兩 天冬二兩

懷牛膝二兩 龜版三兩 麥冬二兩 煉蜜為

十九号　指迷茯苓丸　每两五分。

治风痰停滞中脘，脾气不能流行及产后发喘，四肢浮肿等症。

半夏曲_{一两}　白云苓_{一两}　江枳壳_{五钱}　风化硝_{二钱五分}。

姜汁和杵丸。

二十号　河车大造丸　每两一钱。

治虚劳咳嗽，口唇燥烈，内热骨蒸，将成劳瘵，服此甚效。妇人产后虚损更效。每日空心四五钱，顿温含于口内，任其自化服后再用龙眼汤过口。

河车_{一具}　五味子（炙）_{三两}　人参_{一两}　杜仲_{一两五钱}　川柏_{三两}

天冬_{一两}　熟地_{二两}　怀牛膝_{三两}　龟版_{三两}　麦冬_{三两}

炼蜜为丸。

上海蔡氏妇科历代家藏医著集成

蔡氏妇科丸散露酒膏丹辑录

三十號 補中益氣丸 每兩外

治勞倦傷脾中氣不足清陽不升外感不解體倦食少寒
熱瘧痢氣虛不能攝血等症

人參　綿芪　新會皮　柴胡　焦於朮　當歸

炙甘草　升麻

薑棗水法

三十一號 附子理中丸 每兩外

治下焦陽虛火不生土便溏腹痛飲食不化每服三四錢開水
送下

人參　炙甘草　熟附子　炒白朮　炮薑

審丸或水法

二十一号　补中益气丸　每两四分。

治劳倦伤脾，中气不足，清阳不升，外感不解，体倦食少，寒热疟痢，气虚不能摄血等症。

人参一两五钱　绵芪一两五钱　新会皮七钱　柴胡三钱　焦于术一两

当归一两　炙甘草五钱　炙升麻三钱

二十二号　附子理中丸　每两五分。

治下焦阳虚，火不生土，便溏腹痛，饮食不化。每服三四钱，开水送下。

人参一两　炙甘草一两　制附子五钱　炒白术二两　炮姜一两

蜜丸或水法。

第三號 養胃健脾丸 每兩三分

治脾胃虛弱食不消化驚悸盗汗便溏泄瀉體倦寬中補
脾胃進飲食

人參□ 廣皮□ 焦山查□半 炒枳實□ 煨木香□ 法半夏半
白术□ 麦芽□ 建神趣□ 白雲苓□ 炙甘艸□ 澤瀉□

小法为丸

茴號 檳半枳實丸 每卅三分
健脾胃和理氣化候消痞端開肝鬱
焦於术□ 炒枳實□ 新會皮□半 法半夏半

水法为丸

廿三号　养胃健脾丸　每两三分。

治脾胃虚弱，食不消化，惊悸盗汗，便溏泄泻，体倦宽中，补脾胃，进饮食。

人参二两　广皮一两　焦山查^①一两五钱　炒枳实二两　煨木香一两
法半夏一两五钱　白术（炒）一两　麦芽（炒）一两　建神曲二两　白云苓二两　炙甘草一两　泽泻一两

水法为丸。

廿四号　橘半枳实丸　每两三分。

健脾和胃，理气化痰，消痞满，开肝郁。

焦于术三两　炒枳实一两　新会皮一两五钱　法半夏一两五钱

水法为丸。

---

① 查：当作"楂"，后同。

廿五號　竹瀝達痰丸　無例子

治痰火喘急不臥昏迷不省人事或如痴如狂或厥逆發狂

驚癇怪病多痰變幻自出等症

礞石　錦大黃　甘草　半夏　沉香　半　黃芩

橘紅

竹瀝薑汁注丸

廿六號　礞石滾痰丸

治一切濕熱食積等痰壅塞上中二焦及腸胃曲折之處

結成窠囊變生百病不可推識服此神效臨臥薑湯送

下

青礞石　淡黃芩　川大黃　上沉香　半　水法為丸

廿五號至廿六號　　七

廿五号　竹沥达痰丸　每两一钱。

治痰火喘急不卧，昏迷不省人事，或如痴如狂，或厥逆发狂惊痫，怪病多痰，变幻自出等症。

礞石（煅）一两　锦大黄（酒拌）六两　甘草一两　半夏二两　沉香五钱　黄芩六两　橘红二两

竹沥姜汁法丸。

廿六号　礞石滚痰丸

治一切湿热食积等痰壅塞上、中二焦，及肠胃曲折之处结成窠囊，变生百病不可推识，服此神效。临卧姜汤送下。

青礞石（煅）一两　淡黄芩（酒炒）八两　川大黄八两　上沉香五钱

水法为丸。

上海蔡氏妇科历代家藏医著集成

蔡氏妇科丸散露膏丹辑录

芒硝 清氣化痰丸 每兩了

治濕痰瘀滯胸隔痞悶或晚食不運朝吐清水等症

法半夏 另 麦仁 另 杏仁 另 黄芩 另 腥星 另 牟檀紅 另

白茯苓 另 枳實 另 薑汁為丸

艾蒡 沉香化氣丸 海兩八分

治脾胃不和過食生冷油膩停滯不化胸膈飽悶腹脇疼痛

一切癌氣

上沉香 莘 神麴 另 蓬术 另 廣皮 另 廣藿香 另 吳甘州 另

砂仁 另 木香 另 麦芽 另 香附 另

酒糊為丸

廿七号　清气化痰丸　每两一钱。

治湿痰瘀滞，胸隔痞闷，或晚食不运，朝吐清水等症。

法半夏一两　麦仁一两　杏仁一两　黄芩一两　腥星一两五钱　橘红一两　白茯苓一两　枳实一两

姜汁为丸。

廿八号　沉香化气丸　每两八分。

治脾胃不和，过食生冷油腻，停滞不化，胸膈饱闷，腹胁疼痛，一切痞气。

上沉香五钱　神曲二两　蓬术三两　广皮一两　广藿香二两　炙甘草一两　砂仁二两　木香二两　麦芽一两　香附一两

酒糊为丸。

先骄○香砂枳术丸　每两五分

破滞气消宿食开胃理脾能除脾积

广木香□　西砂仁□　焦皂术每枳寔□　水法为丸

三弟　搜风顺气丸　每两三分

治中风、秘便溺阻隔遍身虚痒肠风下血癰疾等症

大黄芽　郁李仁□　山药□　兔丝子□　枳寔□　车前子□　独活□

黄肉□　怀牛膝□　防风□　麻仁□　槟榔□　蜜丸

世弟　香砂六君丸　每两六分

治饮引作呕中虚气滞恶心膨满食不运化每服三钱用水下

人参□　新会皮□　半夏□　广木香□　砂仁三等　吴甘艸□

潞参□　焦白术□　或蜜丸或水法

廿九号　香砂枳术丸　每两五分。

破滞气，消宿食，开胃理脾，能除脾积。

广木香一两　西砂仁一两　焦白术三两　枳实一两

水法为丸。

三十号　搜风顺气丸　每两三分。

治中风风秘，便溺阻隔，遍身虚痒，肠风下血，瘫痪等症。

大黄五两　郁李仁二两　山药二两　菟丝子二两　枳实一两　车前子
一两　独活一两　荑肉一两　怀牛膝一两　防风一两　麻仁一两　槟榔一两

蜜丸。

卅一号　香砂六君丸　每两六分。

治饮引作呕，中虚气滞，恶心胀满，食不运化，每服三钱，开水下。

人参一两　新会皮五钱　半夏五钱　广木香四钱　砂仁三钱　炙甘
草一两　茯苓三两　焦白术三两

或蜜丸或水法。

上海蔡氏妇科历代家藏医著集成

蔡氏妇科丸散露酒膏丹辑录

三三二號 丁香爓飯凡 每丸 不二

治脾胃虛弱飲冷傷中食滯不化脘痛腹疼每服一錢半淡薑白滾水下

丁香半 神曲一兩 益智 二兩 桃仁 一兩 蓬木 二兩半 山棱 二兩半

木香二兩 麦芽 一兩 無附 二兩 爓飯為丸

三三三號 木香槟榔丸 每兩 下

常治一切氣滯心腹結遽脅肋脹悶作痛大便結澀小

便不利食積腹痛等症

木香半 青皮半 黄柏半 三棱半 香附一兩 陈皮半

槟郎半 蓬术半 川連半 枳实半 黑丑一兩 大黄一兩

芒硝水法丸

三十二号　丁香烂饭丸　每两一钱五分。

治脾胃虚弱，饮冷伤中，食滞不化，脘痛腹疼，每服一钱五分，白滚水下。

丁香五钱　神曲三两　益智一两五钱　砂仁一两五钱　蓬术一两五钱
山棱一两五钱　木香一两五钱　麦芽一两　香附一两五钱

烂饭为丸。

三十三号　木香槟榔丸　每两八分。

专治一切气滞，心腹结癖，胁肋胀闷作痛，大便结滞，小便不利，食积腹痛等症。

木香五钱　青皮五钱　黄柏五钱　三棱五钱　香附二两　陈皮五钱
槟榔五钱　蓬术五钱　川连五钱　枳实五钱　黑丑二两　大黄一两

芒硝水法丸。

上海蔡氏妇科历代家藏医著集成

蔡氏妇科丸散露酒膏丹辑录

秘制沉香化滞丸　　每兩　末

一、治脾胃不和過食生冷油膩，停滯不化胸膈痞悶腹脇疼痛一切氣滯等症

木香五分　大黃四錢　藿香五分　白术五分　廣皮五分　半夏五分
沉香五分　砂仁五分　枳實壹兩　茯苓五分　檳榔五分　厚朴五分
青皮五分　　薑汁竹瀝神曲糊為丸

秘制枳實消痞丸　每兩　末

治心下痞痛惡食懶倦，每服三錢開水送下

枳實五錢　麥芽五錢　神曲五錢　茯苓五錢　白术一兩　厚朴四錢
乳香五錢　人參五錢　黃連五錢　甘草五錢

蒸餅糊丸或水法

卅四号　沉香化滞丸　每两一钱。

治脾胃不和，过食生冷油腻，停滞不化，胸膈懑闷，腹肋疼痛，一切气郁等症。

木香六两　大黄七两五钱　藿香六两　白术六两　广皮六两　半夏六两　沉香三两　砂仁六两　枳实十五两　黄芩六两　槟榔六两　厚朴六两　查肉七两五钱

姜汁竹沥神玉糊为丸。

卅五号　枳实消痞丸　每两二钱。

治心下虚痞，恶食懒倦，每服二钱开水送下。

枳实五钱　麦芽三钱　半曲三钱　茯苓三钱　白术三钱　厚朴四钱　干姜二钱　人参三钱　黄连五钱　甘草二钱

蒸饼糊丸或水法。

芪蔻中滿分消丸　每兩　末ク

嵩治氣欝不舒熱欝不泄肚腹脹滿敲之如鼓

清熱利水使其陰陽自然分化

厚朴万　猪苓本　白术半　川連半　枳實半　黃芩半

知母四半　半夏半　陳皮四半　砂仁二半　澤瀉半　茯苓半

人參本　乳ㄥ半　薑黃本　甘艸本　　水泛或糊丸

芝蕤健步虎潛丸　每兩　のク

治陽盛陰虛腎水不足腰背酸疼足膝無力下

焦有温步履艱難俾脚氣痿痺等症

熟地ㄉ　白芍ㄉ　安ㄉ　黃柏ㄉ　龜版ㄉ　虎首万

陳皮ㄉ　鎖陽ㄉ半　瑞身茎牛膝ㄉ

羊肉膠為丸

卅六号 中满分消丸 每两一钱五分。

专治气郁不舒，热郁不泄，肚腹胀满，鼓之如鼓，清热利水，使其阴阳自然分化。

厚朴一两　猪苓一钱　白术一钱　川连五钱　枳实五钱　黄芩五钱
知母四钱　半夏五钱　陈皮四钱　砂仁二钱　泽泻三钱　茯苓二钱　人参一钱　乳香二钱　姜黄一钱　甘草一钱

水泛或糊丸。

卅七号 健步虎潜丸 每两四分。

治阳盛阴虚，肾水不足，腰背酸疼，足膝无力，下焦有湿，步履艰难，并脚气痿痹等症。

熟地三两　白芍二两　知母三两　黄柏三两　龟版四两　虎骨一两
陈皮二两　锁阳一两五钱　归身一两五钱　牛膝二两

羊肉胶为丸。

六號當歸龍薈丸　每兩　半

治肝膽火盛神志不寧驚悸搐搦躁擾狂越頭暈目眩

耳鳴耳聾胸膈痞塞咽嗌不利腸胃燥澀兩脇痛引小

腹肝火咳嗽等症

當歸 另　蘆薈 半　大黃 半　寸香 半　黃連 另　就胆 另　木香 半

青黛 半　黃芩 另　黃柏 另　梔子 另　　蜜丸

芫號梔子金花丸　每兩　半

治上焦肺胃有熱煩燥作熱渴多酒積熱

黃連　梔子　大黃　黃芩　黃柏　等分水法

罕號石刻安腎丸　每兩　半

治真元虛憊脚腿軟弱夜夢遺精小便滑數等症淡塩湯下

鹿茸　青塩　蘆芭　補骨脂　陰蓯蓉　茯苓　川楝子　韮子　蒼术

赤石脂　川石蔛　遠志　杜仲　肉桂　小茴香　山萸肉　梔子仁　巴戟肉

芫絲餅　花椒　各另　山葯糊為丸

卅八号　当归龙荟丸　每两二钱。

治肝胆火盛，神志不宁，惊悸搐搦，躁扰狂越，头晕目眩，耳鸣耳聋，胸膈痞塞，咽嗌不利，肠胃燥涩，两胁痛引小腹，肝火咳嗽等症。

当归一两　芦荟五钱　大黄五钱　寸香五分　黄连一两　龙胆一两
木香一钱　青黛五钱　黄芩一两　黄柏一两　栀子一两

蜜丸。

卅九号　栀子金花丸　每两二钱。

治上焦肺胃有热，烦燥作渴，多酒积热。

黄连、栀子、大黄、黄芩、黄柏等分水法。

四十号　石刻安肾丸　每两三钱。

治真元虚惫，脚腿软弱，夜梦遗精，小便滑数等症。淡盐汤下。

鹿茸　青盐　芦巴　补骨脂　苁蓉　茯苓　川楝子　韭子
苍术　赤石脂　川石薢①　远志　杜仲　肉桂　小茴香　山萸肉
柏子仁　巴戟肉　菟丝饼　花椒各一两

山药糊为丸。

① 薢：当作"斛"。

罣號玉真丸 每兩本

治腎厥頭痛素問云頭痛巔疾下虛上實過在足少陰巨陽甚

則入腎發則頭痛如摩刻欲昏憒許白沙以此丸叙拿其邪遠陰

降逆有通玄入妙之神

生硫黄一兩　生火硝一兩　生石膏一兩　生半夏一兩　薑汁糊為丸

罣號聖劑鱉甲丸 每兩五分

治三陰瘧疾久發不止每服三錢用薑棗湯送下忌生冷麵食

蛋雞茅术

鱉甲四兩　草菓一兩　查炭一兩　法半夏一兩　蓬术一兩　麥芽一兩

青皮一兩　首烏四兩　厚朴一兩　神麯一兩　蒔蘿一兩　三棱一兩

澤瀉一兩　黃芩一兩　水法為丸

四十一号　玉真丸　每两一钱。

治肾厥头痛。《素问》云，头痛巅疾，下虚上实，过在足少阴巨阳，甚则入肾，发则头痛如擘，刻欲昏愦。许白沙以此丸劫夺其邪，达阴降逆，有通玄入妙之神。

生硫黄二两　生火硝一两　生石膏一两　生半夏一两

姜汁糊为丸。

四十二号　圣济①鳖甲丸　每两五分。

治三阴疟疾久发不止，每服三钱，用姜枣汤送下。忌生冷、面食、蛋鸡等物。

鳖甲四两　草果二两五钱　查炭一两　法半夏一两　蓬术一两五钱
麦芽二两　青皮一两五钱　首乌四两　厚朴一两　神曲一两　新会一两
三棱一两五钱　蜀漆一两五钱　黄芩一两

水法为丸。

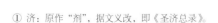

---

① 济：原作"剂"，据文义改，即《圣济总录》。

上海蔡氏妇科历代家藏医著集成

蔡氏妇科丸散露酒膏丹辑录

黑三號　阿魏丸　每兩平

治癖積涼人盧寅一錢延至二錢開水送下服後頻食胡桃仁以徐

藥氣外貼蒜膏癖積漸化行下也

神麵一兩　南星半　法半夏一兩　川連半　食鹽半　萊菔子兩

麦芽兩　皮硝兩　連翹兩　枳殼兩　川芎兩　阿魏兩

寅丸

罳號　脾約麻仁丸　每兩平

治脾胃過燥臟腑不和津液偏滲於膀胱以致大便秘結小便赤

熱

麻仁（另研）兩　光杏仁（去皮炒研）兩　厚朴（薑汁）兩　炒枳實兩　大黃（酒）炒兩　炒白芍兩

寅丸

四十三号　阿魏丸　每两一钱。

治痞积，谅人虚实，一钱起至二钱，开水送下，服后频食胡桃仁以除药气。外贴蒜膏，痞积渐化行下也。

神曲一两　南星五钱　法半夏一两　川连五钱　食盐五钱　莱菔子（炒）一两　麦芽一两　皮硝一两　连翘一两　瓜蒌一两　川贝一两　阿魏一两

蜜丸。

四十四号　脾约麻仁丸　每两一钱。

治脾胃过燥，脏腑不和，津液偏渗于膀胱，以致大便秘结，小便赤热。

麻仁（另研）五两　光杏仁五两五钱　厚朴（酒浸）八两　炒枳实八两　大黄一斤　炒白芍四两

蜜丸。

第五號　大黃䗪蟲丸　每兩六字

治血痹虛勞內有乾血肌膚甲錯兩目黯黑等症

大黃十分光杏仁一升生地黃䗪蟲一升蠐螬一升白芍丹乾漆丹

桃仁一升䗪蟲半升水蛭百枚黃芩丹甘州三丹　蜜丸

第六號　稀薟丸　每兩一字

專治中風喎僻語言蹇澀肢節筋痛手足麻木及風癉風氣

瘋濕瘋癬等症

白蘚藜四兩　蒼朮四兩　稀薟叶八分　黃柏丹　虎骨丹　防風四兩

當歸三兩　羌活四兩　紅花四兩　不也四兩　牛膝四兩　人交四兩

丹皮三兩　蜜丸

第七號　兔腦丸　每兩五字

治婦人難產諸症服之立下兒便握出取之藏好一丸可救三人

四十五号　大黄䗪虫丸　每两六分。

治血痹虚劳，内有干血，肌肤甲错，两目黯黑等症。

大黄_{十八两}　光杏仁_{一升}　生地_{十两}　虻虫_{一升}　蛴螬_{一升}　白芍_{一两}　干漆_{一两}　桃仁_{一升}　䗪虫_{半升}　水蛭_{百枚}　黄芩_{一两}　甘草_{二两}

蜜丸。

四十六号　豨①莶丸　每两三分。

专治中风㖞僻，语言艰涩，肢节筋痛，手足麻木及风瘫风气，疯湿疯癣等症。

白蒺藜_{四两}　苍术_{四两}　豨莶草_{八两}　黄柏_{二两}　虎骨_{一两}　防风_{二两}　当归_{三两}　羌活_{一两五钱}　红花_{一两}　不也_{四两}　牛膝_{二两}　人交_{二两}　丹皮_{三两}

蜜丸。

四十七号　兔脑丸　每两二钱四分。

治妇人难产诸症，服之立下，见便握出，取之藏好，一丸可救三人。

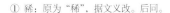

① 豨：原为"稀"，据文义改。后同。

开水送下 但可吞咽 不可嚼碎

毋丁香 六夏 乳香言肉 麝香六厘 为细末 取八月腊月兔择天

医日修合 活劈兔腾为丸 珠砂为衣 阴乾晒固兔 宜用小者大

则不验 合时忌鸡犬经迟归人孕服

○ 罢辞 小儿化痰丸 每丸八分

治惊痰闭肺胃热嗽乳食不化呕吐寒热等症

天竺黄 珠砂 制南星 天麦为 雄黄 桔梗 川贝

薄荷末 全虫三枚 橘红 寒九每丸五分辰砂为衣

四九辞青州白丸子 每丸梗文王

治男妇瘫痪风痰壅盛呕吐涎沫小儿惊风每服数丸开水送下

白附子 南星 川乌 半夏 四味俱生为末川绢袋盛

之水摆尽为度贮磁盆日晒夜露春五日夏三日秋七日冬十日晒乾糯

米糊为丸如录豆大

开水送下，但可吞咽不可嚼碎。

母丁香六只　乳香（去油）六分　射①香六厘

为细末，取八月腊月兔，择天医日修合，活劈兔脑为丸，朱砂为衣，阴干蜡固。兔宜用小者，大则不验合时。忌鸡犬、经血、妇人孝服。

四十八号　小儿化痰丸　每丸八分。

治惊风痰闭，肺胃热嗽，乳食不化，呕吐寒热等症。

天竺黄一钱　朱砂五分　制南星一钱　天虫一钱五分　雄黄一钱　桔梗一钱　川贝母一钱五分　薄荷叶一钱　全虫二枚　橘红一钱

蜜丸，每丸五分，辰砂为衣。

四十九号　青州白丸子　每百粒文一钱。

治男妇瘫痪，风痰壅盛，呕吐涎沫，小儿惊风，每服数丸，开水送下。

白附子二两　南星一两　川乌五钱　半夏二两

四味俱生为末，以绢袋盛之水摆尽为度，贮磁盆，日晒夜露，春五日，夏三日，秋七日，冬十日，晒干，糯米糊为丸如绿豆大。

---

① 射：当作"麝"。后同。

上海蔡氏妇科历代家藏医著集成

蔡氏妇科丸散露酒膏丹辑录

平疟六合定中丸　每丸五文

一治伤寒身热无汗头疼　葱白一枚　童溺汤送下　生姜汗自汗

烦渴麦冬　□　童溺汤送下○一治伤风身热鼻塞颏软头疼　生姜汤送下

一治伤食腹痛脘阀洪溻建翘干　童溺汤送下○一治痢积白色生姜汤送下

痢积红色山查汤送下○一治瘧疾洪溻痧胀霍乱吐溻腹痛藿香

陈皮汤送下

藿葉十六分　枳殻八分　藿香十六分　木香八分　半夏八分　陈皮每

甘州八分　厚朴八分　水水八分　赤苓八分　羌薷

砂仁八分　水法为丸　每丸三字重

五十号　六合定中丸　每丸五文。

一治伤寒身热，无汗头疼，葱白一枚，生姜五分，煎汤送下。一治伤暑身热，自汗烦渴，青蒿五分，麦冬一钱五分，煎汤送下。一治伤风身热，鼻塞咳嗽，头疼，生姜汤送下。一治伤食腹痛，脘闷泄泻，建曲一钱，煎汤送下。一治痢积白色，生姜汤送下，痢积红色，山查汤送下。一治疟疾泄泻，痧胀霍乱，吐泻腹痛，藿香陈皮汤送下。

苏叶十六两　枳壳八两　藿香十六两　木香四两　半夏八两　陈皮六两　甘草四两　厚朴八两　木瓜八两　赤苓八两　香薷十六两　砂仁四两

水法为丸，每丸三钱重。

上海蔡氏妇科历代家藏医著集成

蔡氏妇科丸散露酒膏丹辑录

五一號 霍香正氣丸 为两 叁

治外感風寒內停飲食頭疼嘔逆胸膈滿悶瘧痢中
暑霍亂吐瀉及嵐瘴之氣

藿氣　　厚朴　　菜菔子　　茯苓　　神曲
白芷　　吉梗　　大腹皮　　半夏　　藕葉
蒼术　　甘草　　大腹皮姜棗煎湯水法

五二號 殊砂安神丸 为两 半

治男婦心血不足神虛氣弱頭暈目眩煩擾惚懷夢
寐不安

當埽　生地　茯神　遠志　橘紅　棗仁
川芎　白术　川貝　麦冬　黄連　甘艸
蜜丸殊砂為衣

五十一号　藿香正气丸　每两五分。

治外感风寒，内停饮食，头疼呕逆，胸膈满闷，疟痢中暑，霍乱吐泻及岚瘴之气。

藿香一两五钱　厚朴二两　莱菔子一两　茯苓三两　神曲一两五钱
白芷三两　吉①梗一两　大腹皮三两　半夏一两　苏叶一两　苍术一两
甘草一两

大腹皮、姜枣煎汤水法。

五十二号　朱砂安神丸　每两二钱。

治男妇心血不足，神虚气弱，头晕目眩，烦扰懊恼，梦寐不安。

当归　生地　茯神　远志　橘红　枣仁　川芎　白术　川贝
麦冬　黄连　甘草

蜜丸朱砂为衣。

---

① 吉：当作"桔"。

至三號 陳氏八味丸 每兩 二千

治腎水不足蒸火上炎面紅足冷咳嗽痰多

熟地 八分 丹皮 三方 茯苓 三方 肉桂 四方 五味 罗

淮藥 罗 夢肉 罗 澤瀉 三方

審丸

五十號 金水六君丸 每兩 〇分

治肺腎虛寒或年邁陰虛血氣不足外受風寒嗽

嗽嘔哯多痰喘急等症

熟地 罗 半夏 可 新會 方 茯苓 二方 歸身 方

甘草 可 水法

五十三号　陈氏八味丸　每两二钱五分。

治肾水不足，虚火上炎，面红足冷，咳嗽痰多。

熟地_{八两}　丹皮_{三两}　茯苓_{三两}　肉桂_{一两}　五味_{四两}　淮药_{四两}
萸肉_{四两}　泽泻_{三两}

蜜丸。

五十四号　金水六君丸　每两四分。

治肺肾虚寒，或年迈阴虚，血气不足，外受风寒咳嗽，呕恶
多痰，喘急等症。

熟地_{四两}　半夏_{二两}　新会_{二两}　茯苓_{二两}　归身_{二两}　甘草_{一两}
水法。

五灵脂九製大黃丸　每兩　参

治痛疾初起裏急後重腹痛不快紅痢紅世湯送

下白痢開水下每服三錢小兒減半

用酒醋九燕九曬為丸

至六號　天王補心丹　每兩　四分

專治思慮太過心血耗散善驚少寐怔忡健忘恍惚煩

躁五心煩熱心口多汗口舌生瘡等症

人参草　天冬丸　丹参草　五味草　柏仁丸　生地黄

南绵芪遠志草　元参草　麦冬丸　辰茯苓草　棗仁丸

桔梗草　蜜丸辰砂為衣

五十五号　九制大黄丸　每两五分。

治痢疾初起，里急后重，腹痛不快，红痢红玉汤送下，白痢开水下，每服三钱，小儿减半。

用酒醋九煎九晒为丸。

五十六号　天王补心丹　每两四分。

专治思虑太过，心血耗散，善惊少寐，怔忡健忘，恍惚烦躁，五心内热，心口多汗，口舌生疮等症。

人参五钱　天冬一两　丹参五钱　五味五钱　柏仁一两　生地四两　当归一两　远志五钱　元参五钱　麦冬一两　茯苓五钱　枣仁一两　桔梗五钱

蜜丸辰砂为衣。

五王號七寶美髯丹 全两三分

治氣不足羸弱周痺腎虛無子消渴淋瀝遺精崩帶

癰瘡痔腫等症

赤茯苓一分 當歸一分 懷牛膝一分 兔絲子一分 首烏一分

補骨脂一分 杞子一分 白茯苓全分

蜜丸

五八臘梅花點舌丹 全丸三分

此丹專治對口癰疽痠背疔瘡瘰癧乳癤無名腫毒

每服一丸含于舌底用白酒儘量飲醉出汗如小兒用酒

化服患處不用敷藥自能生肌長肉立愈

牛黃半分 冰片半分 沉香半分 血竭半分 硃砂半分 雄黃半分 熊胆半分 乳香半分

亭力半分 射香半分 蟬酥半月 石筆沒石半分 用人乳化熊胆為丸

五十七号　七宝美髯丹　每两三分。

治气不足，羸弱周瘅，肾虚无子，消渴淋沥，遗精崩带，痈疮痔肿等症。

赤茯苓八两　当归八两　怀牛膝八两　菟丝子八两　首乌八两　补骨脂五两　杞子八两　白茯苓八两

蜜丸。

五十八号　梅花点舌丹　每丸三分。

此丹专治对口痈疽，发背疔疮，瘰疬乳节，无名肿毒。每服一丸，含于舌底，用白酒尽量饮醉出汗，如小儿用酒化服，患处不用敷药，自能生肌长肉，立愈。

牛黄二钱　冰片一钱五分　沉香二两　血竭五钱　朱砂五钱　雄黄五钱　熊胆一钱五分　乳香八钱　亭力①八钱　射香一钱五分　蝉②酥一钱五分　月石五钱　没石八钱

用人乳化熊胆为丸。

---

① 亭力：当作"葶苈"。
② 蝉：当作"蟾"。

五元騂水陸二仙丹　　每兩三分

尚治夢遺白濁疼痛淋瀝不止者皆由陰虧體弱溼意

房慾乃致滑精遺泄再有所感則成斯疾也効験如神

芡實 一斤　　金櫻子 一斤　　為丸

空騂資生丸　　水法每兩平九五兩云

龜版另 遠志另 石菖蒲另 龍骨另 為末酒調下每服四

治大人小兒脾胃氣虛濕熱蘊積食不運化腹中痞

滿便溏腹痛姙娠三月陽明氣衰胎失養以致小產預服極効

卒騂孔聖枕中丹

治讀書善忘思慮過度久服令人聰明

人參另 扁豆另 淮藥另 白木另 蓮心另 芡實另 神曲另 桔梗半

甘艸半 豆蔻肉另 川連另 神曲另 藿香半 茯苓另 甘草另

來仁另 麥芽另 水法露九酌可大方童另

五十九号　水陆二仙丹　每两三分。

专治梦遗白浊，疼痛淋沥不止者，皆由阴亏体弱，恣意房欲，乃致滑精遗泄，再有所感则成斯疾也，效验如神。

芡实一斤　金樱子一斤

为丸。

六十号　孔圣枕中丹

治读书善忘，思虑过度，久服令人聪明。

龟版四两　远志四两　石菖蒲四两　龙骨四两

为末酒调下，每服一钱。

六十一号　资生丸　水法每两五分，蜜丸每两三分。

治大人小儿脾胃气虚，湿热蕴积，食不运化，腹中痞满，便溏腹痛，妊娠三月，阳明气衰，胎失所养，以致小产预服极效。

人参三两　蒟①豆一两　淮药一两五钱　白术三两　莲心一两　芡实一两五钱　新会二两　桔梗五钱　甘草五钱　豆蔻三钱五分　查肉二两　川连三钱五分　神曲二两　藿香五钱　茯苓一两五钱　泽泻三钱五分　米仁三两　麦芽一两五钱

水法蜜丸皆可，大者重二钱五分。

---

① 蒟：当作"扁"。

空一號保童肥兒丸　水法每丸五文蜜丸每丸二文

專治小兒脾胃虛弱食物易傷停常不化蓄咸積塊腹內作痛陰陽

不和乳食不消心腹脹滿腸鳴泄瀉面色痿黃肌肉消瘦氣粗腹大精

神困倦情意不樂凡一切脾虛諸積莘疳皆可治也

川連半　五穀虫半　麦芽半　胡連半　乾蟾三隻　白芍半　銀柴胡半

黃肉半　史君子半　枳實半　神曲半　白术半　飯夾一半　陳皮半

茯苓半　蜜丸大者童三分

六三號金蟬丸　蜜丸每丸五五文

治小兒面色痿黃飲食不化腹大發熱瀉痢煩渴名曰無辜疳證

每服一丸用米飲湯送下

乾蟾一隻　甘艸二半　白芍半　胡黃連半　指术半　黃肉半　山藥半

五穀虫半　茯苓半　澤浮半　术半　史君子半　肉菓半　川芎半

梹榔半　青皮半　川連二半　神曲半　紫胡半　人參半　厚朴半

六十二号　保童肥儿丸　水法，每丸五文，蜜丸，每丸二文。

专治小儿脾胃虚弱，食物易伤，停滞不化，畜[①]成积块，腹内作痛，阴阳不和，乳食不消，心腹胀满，肠鸣泄泻，面色痿黄，肌肉消瘦，气粗腹大，精神困倦，情意不乐。凡一切脾虚诸积等症皆可治也。

川连五钱　五谷虫一两　麦芽一两　胡连一两　干蟾三只　白芍二两　银柴胡五钱　查肉三两　使[②]君子一两　枳实二两　神曲一两　白术二两　饭灰二两　陈皮一两　茯苓一两

蜜丸，大者重三钱五分。

六十三号　金蝉丸　蜜丸，每丸五文。

治小儿面色痿黄，饮食不化，腹大发热，泻痢烦渴，名曰无辜疳证。每服一丸，用米饮汤送下。

干蟾一只　甘草二钱　白芍五钱　胡黄连五钱　于术一两五钱　查肉五钱　山药一两　五谷虫七钱　茯苓七钱　泽泻五钱　文术二钱　使君子五钱　肉果五钱　川芎二钱　槟榔五钱　青皮三钱　川连三钱　神曲七钱　柴胡一钱五分　人参三钱　厚朴五钱

---

① 畜：当作"蓄"。
② 使：原为"史"，据文义改。后同。

六四号　左归丸　每日□外。治肾水不足不能滋养营卫渐至衰弱虚热

往来自汗盗汗神不守舍虚损遗淋昏晕眼花口燥舌乾腰疲腿软几

精髓内亏津液枯耗等症速宜壮水之主以培左肾元阴两精血自充矣

熟地八两　怀牛膝三两　龟版一两　鹿角胶□两　白茯苓三两　陈萸肉□

淮药□两　甘枸杞□两　当归三两　为末化胶为丸

六十五号　右归丸　每两等。治元阳不足劳伤过度以衰不能生土脾胃

虚寒饮食少进恼懑膨胀翻胃噎膈性喜畏冷脐腹作痛大

便不实小便自遗疮淋寒疝下坠肾水邪浮腔阳衰等等诸症不

足等症速宜益火之原以培右肾之元阳而神气自强矣

熟地八两　肉桂一两　妇身三两　附子三两　兔丝子三两　杜仲四两　淮山药四两

萸肉四两　补骨脂三两　枸杞子三两　白茯苓三两　鹿角胶三两　化胶为丸

六十四号　左归丸　每一两四分。

治肾水不足，不能滋养营卫，渐至衰弱虚热，往来自汗盗汗，神不守舍，虚损遗淋，昏晕眼花，口燥舌干，腰酸腿软。凡精髓内亏、津液枯耗等症，速宜壮水之主，以培左肾元阴而精血自充矣。

熟地_{八两}　怀牛膝_{三两}　龟版_{二两}　鹿角胶_{四两}　白茯苓_{三两}　陈萸肉_{四两}　淮药_{四两}　甘枸杞_{四两}　当归_{三两}

为末化胶为丸。

六十五号　右归丸　每两二钱五分。

治元阳不足，劳伤过度，火衰不能生土，脾胃虚寒，饮食少进，呕恶膨[1]胀，翻胃噎膈，怯寒畏冷，脐腹作痛，大便不实，小便自遗，虚淋寒疝，下虚足痹，水邪浮肿，阳衰无子，诸症不足等症，速宜益火之原[2]，以培右肾之元阳而神气自强矣。

熟地_{八两}　肉桂_{二两}　归身_{三两}　附子_{二两}　菟丝子_{四两}　炒杜仲_{四两}　淮山药_{四两}　萸肉_{四两}　补骨脂_{三两}　枸杞子_{三两}　白茯苓_{三两}　鹿角胶_{三两}

化胶为丸。

① 膨：疑当作"鼓"。
② 原：当作"源"，为王冰"益火之源，以消阴翳"之语。

又六味○都氣丸每兩三下○治陰虛勞嗽喘火上攻口燥舌乾咽喉腫痛

失音失血久嗽不止等症

照六味丸加五味子丹　審丸

定喘越鞠鞠丸每服下○治六鬱胸膈痞悶吞酸嘔吐飲食等症蓋六鬱

之中以氣為主氣行則鬱散諸症皆除矣

鬱香附　六神麯　炒蒼朮　黑山梔　川芎

等分神麯糊為丸○濕鬱加茯苓白芷火鬱加青黛

痰鬱加南星半夏瓜蔞仁海浮石血鬱加桃仁紅花

氣鬱加木香檳榔食鬱加麥芽青皮砂仁宴鬱

加吳茱萸　又或春加防風夏加苦參冬加吳茱萸

六十六号　都气丸　每两三分。

治阴虚劳嗽，虚火上炎，口燥舌干，咽喉肿痛，失音失血，久嗽不止等症。

照六味丸加五味子一两。蜜丸。

六十七号　越鞠丸　每两二分。

治六郁胸膈痞闷，吞酸呕吐饮食等症。盖六郁之中，以气为主气，行则郁散，诸症皆除矣。

制香附　六神曲　炒苍术　黑山栀　川芎

等分。神曲糊为丸。湿郁加茯苓、白芷；火郁加青黛；痰郁加南星、半夏、瓜蒌仁、海浮石；血郁加桃仁、红花；气郁加木香、槟榔；食郁加麦芽、查肉、砂仁；寒郁加吴茱萸。又或春加防风，夏加苦参，冬加吴茱萸。

上海蔡氏妇科历代家藏医著集成

蔡氏妇科丸散露酒膏丹辑录

第八号。四神丸 每服一二三 治脾胃两亏饮食不思五更泄泻腹痛等症每服开
水送下三三

破故纸 一两 五味子 三两 吴茱萸 一两 煨肉菓 一两 蓋枣为丸

第九号 猪肚丸 每两二三下。治贵人湿熱遗精当伏阴中夜为梦泄以致食
少劳瘦久服士湿健脾遗自止矣
煅牡蛎 一两 苦参 三两 白术 三两 猪肚一具
右药同猪肚擣烂稠匀如牝以肚汁为丸

第十号。二神丸 每服二三下。治腰痛便溏饮食不甘由尖土之衰以温脾肾每服
至开水送下
补骨脂 一两 肉菓 三两 蓋枣为丸

六十八号　四神丸　每两二钱。

治脾胃两亏，饮食不思，五更泄泻，腹痛等症。每服开水送下三钱。

破故纸_{四两}　五味子_{三两}　吴茱萸_{一两}　煨肉果_{一两}

姜枣为丸。

六十九号　猪肚丸　每两三分。

治贵人湿热遗精留伏阴中，夜为梦泄，以致食少劳瘦，久服去湿健脾，遗自止矣。

煅牡蛎_{四两}　苦参_{三两}　白术_{四两}　猪肚_{一具}

上药同猪肚捣烂极匀如干，以肚汁为丸。

七十号　二神丸　每两三分。

治腰痛便溏，饮食不甘，由火土之衰，以温脾肾，每服三钱，开水送下。

补骨脂_{四两}　肉果_{二两}

姜枣为丸。

七十一弥○归脾丸　无西水佳三分　蜜丸三分　□治思虑过度劳伤心脾怔忡
健忘惊悸盗汗内热体倦食少不寐失血妄行及妇人经常等症

人参牙　黄茋牙　白茯苓牙　木香半　远志牙　枣仁牙　龙眼肉牙
归身牙　白术牙　炙甘艸半　姜枣煮去皮核为丸

七十二弥○滋肾丸　每服不午○治肾气蒸热脚膝无力阴痿踒躄汗衡脉上衡
而喘及下焦邪热口不渴而小便秘蓝中引痛等症

黄柏牙　肉桂半　知母牙　蜜丸

七十三弥○乌梅安胃丸　每服三　治伤寒厥阴恶发厥吐蚘胃逆发咳咳刀呕水汤药
不得入口者化肝和胃自能进谷矣

乌梅三百个　乾薑半　人参牙　桂枝安　川连一斤　黄柏安　细辛安
川椒　母　川附　安　乌梅浸一宿去核蒸烂和蜜为丸

七十一号　归脾丸　每两水法五分，蜜丸三分。

治思虑过度，劳伤心脾，怔忡健忘，惊悸盗汗，内热体倦，食少不寐，失血妄行及妇人经带等症。

人参二两　黄芪一两　白茯苓二两　木香五钱　远志一两　枣仁二两龙眼肉二两　归身一两　白术二两　炙甘草五钱

姜枣煮去皮核为丸。

七十二号　滋肾丸　每两二钱五分。

治肾气蒸热，脚膝无力，阴痿阴汗，冲脉上冲而喘及下焦，邪热口不渴而小便秘，茎中引痛等症。

黄柏二两　肉桂一钱　知母一两

蜜丸。

七十三号　乌梅安胃丸　每两三钱。

治伤寒厥阴症，发厥吐蛔，胃逆发咳，咳则呕水，汤药不得入口者，化肝和胃，自能进谷矣。

乌梅三百个　干姜一两　人参六两　桂枝六两　川连一斤　黄柏六两细辛六两　川椒四两　川附六两

乌梅浸一宿去核煎熟，和蜜为丸。

七十四号　益血润肠丸　每服三钱　治老人大便燥结　每服四钱　滚水送下

大黄芽　麻仁牙　川羌活芽　桃仁牙　归尾芽　蜜丸

七十五号　香连丸　每两半　治下痢赤白脓血相继　里急后重　能息火热通滞

川连　芽　吴萸炒　不见火　广木香　男半　醋糊丸

气滞积滞　和血利气　治痢甚效

七十六号　十枣丸　每两半　治悬饮内痛　咳逆心下痞鞭　引胁下痛　乾呕短气郷

熟内蓄伏饮水胆

大戟　芫花　甘遂　等分为末　大枣十枚煮烂去皮　捣和丸

七十七号　更衣丸　每两半　治津液枯槁　肝火血燥　伤寒后邪结肠胃　大便不通等症

上芦荟　研细为末　酒丸　辰砂为衣

七十四号　益血润肠丸　每两五分。

治老人大便燥结，每服四钱，开水送下。

大黄五钱　麻仁一两　川羌活五钱　桃仁一两　归尾五钱

蜜丸。

七十五号　香连丸　每两一钱。

治下痢赤白脓血，相继里急后重，能息火热，通滞气，消积滞，和血利气，治痢甚效。

川连（吴英炒）廿两　广木香（不见火）四两八钱

醋糊丸。

七十六号　十枣丸　每两一钱。

治悬饮内痛，咳逆心下痞鞕①，引胁下痛，干呕短气，邪热内蓄，伏饮水肿。

大戟、芫花、甘遂等分为末，以大枣十枚，煮烂去皮核，捣和丸。

七十七号　更衣丸　每两二钱。

治津液枯槁，肝火血燥，伤寒后邪结肠胃，大便不通等症。

上芦荟研细为末，酒丸辰砂为衣。

---

① 鞕：当作"鞕"。《玉篇》：坚也。

七十八號　備急丸　每水平　治心腹脹滿痛以錐剌氣急口噤食厥食積磚

滯等疾開水送下數丸
巴霜　去油　乾薑　大黃　等分蜜丸

七九號　舟車丸　每兩　治水腫水脹形氣俱實者開水送下
黑丑　芫花　大戟　甘遂　椒紅　青皮　大黃
輕粉　水法為丸如豆大

半號　三黃丸　每兩三錢　治三焦積熱上攻眼目赤腫小便赤濇大便燥結
五臟俱熱腸風下血痔漏並皆治之　每服七八十丸或百丸用滾白
水送下忌煎炒椒薑辛辣熱物

尖號　左金丸　治婦人男子兩脇脹滿疼痛及胃脘心腹剌痛泛酸為陽送下
九蒸大黃　川連　黃芩　等分為末蜜丸
川連　姜汁炒　吳茱萸　為末水法丸

七十八号　备急丸　每两一钱。

治心腹胀满，痛如锥刺，气急口噤，食厥，食积停滞等症，开水送下数丸。

巴霜去油、干姜、大黄等分蜜丸。

七十九号　舟车丸　每两一钱。

治水肿水胀，形气俱实者，开水送下。

黑丑四两　芫花二两　大戟一两　甘遂一两　橘红一两　青皮一两

大黄二两　轻粉一钱

水注为丸如豆大。

八十号　三黄丸　每两三钱。

治三焦积热，上攻眼目赤肿，小便赤涩，大便燥结，五脏俱热，肠风下血，痔漏并皆治之。每服七八十丸或百丸，用滚白水送下。忌煎炒椒姜辛辣热物。

丸制大黄、川连、黄芩，等分为末，蜜丸。

八十一号　左金丸　每两文两。

治妇人男子两胁胀满疼痛，及胃脘心腹刺痛，淡姜汤送下。

川连（姜汁炒）六两　吴茱萸（盐水炒）一两

为末水法丸。

玉露驻车丸 每两文× 治积暑下痢腹痛便脓裹急後重病久陰偏等疮

开水送下×

玉露保和丸 每两文三钱 治食积肉积麵积氣积酒积血积痰积一切诸积

並皆治之 久服宽胸消胀进食健脾止腹疼痛宽氣定呃

川连× 当归× 乾薑× 阿膠× 踏麵和丸

查肉× 茯苓× 神麯× 法半夏× 陈皮× 连翘×

葉膜子× 麦芽× 水法为丸

盆露青蛾丸 每两文三钱 治腰疼背痛乏力不健食不運化懊腎健脾

破故纸× 胡桃肉× 杜仲一斤 为末 大蒜煨熟加蜜为丸

玉露兑金丸 一换。治小児食积虫痛痞塊血结面黄等疮一歲一丸挼歳

加添凉水送下病愈即止不可再服

射香× 天虫× 殊砂× 神曲× 腰黄× 全虫× 巴霜子腥 星×

打糊为丸以栗子大分五色

八十二号　驻车丸　每两文五钱。

治积暑下痢，腹痛便脓，里急后重，病久阴伤等症，开水送下一钱五分。

川连二两　当归一两五钱　干姜四两　阿胶四两

醋面和丸。

八十三号　保和丸　每两文二分。

治食积、肉积、面积、气积、酒积、血积、痰积，一切诸积，并皆治之，久服宽胸消胀，进食健脾，止腹疼痛，宽气定呃。

查肉（炒）三两　茯苓一两　神曲一两　法半夏一两　陈皮五钱　连翘五钱　莱菔子（炒）五钱　麦芽一两

水法为丸。

八十四号　青娥丸　每两文三分。

治腰酸背痛，足力不健，食不运化，暖肾健脾。

破故纸二两　胡桃肉廿两　杜仲一斤

为末。大蒜煨熟，加蜜为丸。

八十五号　兑金丸　一换。

治小儿食积虫痛，痞块血结，面黄等症。一岁一丸，按岁加添，开水送下，病愈即止，不可再服。

射香一钱　天虫三钱　朱砂三钱　神曲三钱　腰黄三钱　全虫三钱　巴霜二钱　胆星三钱

打糊为丸如粟子大，分五色。

八六號半硫丸　每服文王　治年高冷秘壅秘及痃癖冷氣未湯送下

皂半夏　硫黃　等分為末生薑勺糊為丸

八五號抵當丸　每兩文王　治太陽畜血發狂或令人善忘少腹鞕滿小便自利

隨經瘀熱在裡此丸主之流水煮服下

水蛭廿个脂油熬黑　大黄酒浸　虻蟲　廿个桃仁　廿粒去皮尖

代抵當丸

大黄　生地　桅仁　穿甲　桂心　歸尾　元明粉　丸

八四號真武丸　每兩文王　治少陰傷寒腹痛四肢沉重或欬或嘔或小便

不利有水氣者

罄附子　母　生薑　二　於木　二　茯苓　三　白芍　三　水法為丸

八三號炒香丸　每丸四分　治傷寒積熱驚狂結胸大黃湯下毒痢噎膈黃

連湯下風痰吐逆驚風搐溺驚癇驚哭薄荷陽下淮吞勿化

八十六号　半硫丸　每两文一钱。

治年高冷秘，虚秘及疝癖冷气，米汤送下。

制半夏、硫黄等分为末，生姜糊为丸。

八十七号　抵当丸　每两文一钱。

治太阳畜血发狂，或令人善忘，少腹鞭^①满，小便自利，随经瘀热在里，此丸主之，流水煮服三钱。

水蛭廿个（脂油熬黑）　大黄（酒浸）一两　蛀虫廿五个　桃仁廿五粒（去皮尖）

代抵当丸

大黄四两　生地一两　桃仁一两　穿甲片一两　桂心三钱　归尾一两
元明粉一两

蜜丸。

八十八号　真武丸　每两文四分。

治少阴伤寒腹痛，四肢沉重，或咳或呕，或小便不利，有水气者。

制附子一两　生姜三两　于术二两　茯苓三两　白芍三两

水法为丸。

八十九号　妙香丸　每丸四分。

治伤寒积热，惊狂结胸，大黄汤下。毒痢噎膈，黄连汤下。风痰吐逆，惊风搐溺，惊痫惊哭，薄荷汤下。准吞勿化。

---

① 鞭：当作"鞕"。

淮藥半　黃茋半　茯參半　桔梗一半　木香半　辰砂半　遠志半

人參半　茯神半　甘艸末　射香末　蜜丸如芥子大

本麝消暑丸　每兩文界　治伏暑發熱頭痛脾胃不和暑濕煩渴等疸

法半夏一斤　醋五斤煮乾　茯參分　甘艸分　薑汁和丸勿見生水

本麝香薷丸　每兩文三分　治大人小兒伏熱傷暑燥渴惡心口苦舌乾肢體困
倦不思飲食或發霍亂吐瀉轉筋並皆治之　每服末大人涼水送下

小兒燈心湯送下

香薷男末仁分　扁豆分　厚朴分　木瓜分　水浸為丸

本　白金丸　治癩癇疾疾石蒿蒲陽送下　每服末

白礬三分　川楝隆金半　薄荷糊為丸

本班龍丸　每兩文半　治靈損理百病駐顔益壽

鹿角膠　熟地　柏子仁　兔絲子　鹿角霜等分為末酒化膠丸

淮药二两　黄芪一两　茯苓一两　桔梗三钱　木香二钱五分　辰砂二钱　远志一两　人参一两　茯神一两　甘草（炙）二钱　射香一钱

蜜丸如芥子大。

九十号　消暑丸　每两文四分。

治伏暑发热，头痛脾胃不和，暑湿烦渴等症。

法半夏一斤，醋五斤煮干　茯苓八两　甘草八两

姜汁和丸，勿见生水。

九十一号　香薷丸　每两文二分。

治大人小儿伏热伤暑燥渴，恶心口苦舌干，肢体困倦，不思饮食，或发霍乱，吐哕转筋，并皆治之，每服二钱。大人凉水送下，小儿灯心汤送下。

香薷四两　米仁四两　扁豆四两　厚朴四两　木瓜四两

水法为丸。

九十二号　白金丸

治癫痫痰疾，石菖蒲汤送下，每服一钱五分。

白矾三两　川郁金二两

薄荷糊为丸。

九十三号　班龙丸　每两文五分。

治虚损，理百病，驻颜益寿。

鹿角胶、熟地、柏子仁、菟丝子、鹿角霜等分为末，酒化胶丸。

上海蔡氏妇科历代家藏医著集成

蔡氏妇科丸散露酒膏丹辑录

九五號威喜丸 每兩文六分 治專調數喪之陽分理潰亂之精元陽虛憊

而為遠濁筆下者宜之

雲茯苓 以擂蔘拌入肉莫芩併淡晒乾去猪苓 黃臘 以臘化為丸如彈子大

九三號左慈丸 每兩文三分 治水虧陽旺大升耳鳴日熱香花每服

六味丸加磁石三兩 五味子五錢 春丸

九六號磁硃丸 每兩文六分 治神水寬大庸若霧露中行觀空如花物感二體

火則內障或綠或白并治耳聾心悸不寐等症

磁石一兩 豬醊燈次 辰砂五錢水飛 神曲為丸

九三號和中丸 每兩文平 治久病厭之大便或溏或秘皆胃虛所致此丸理氣

分消瘝積之津厚腸胃進飲食參陽送下每服二錢

人參三錢 木瓜三錢 白术三錢 芄薑五錢 陳皮三錢 甘艸三錢神曲糊丸

九十四号　威喜丸　每两文六分。

治专调断丧之阳分，理溃乱之精元，阳虚惫而为遗浊带下者宜之。

云茯苓以猪苓四钱入内煮二十余法，晒干去猪苓　**黄腊**以腊化为丸如弹子大

九十五号　左慈丸　每两文三分。

治水亏阳旺，火升耳鸣，目热昏花，每服三钱。

六味丸加磁石三钱、五味子一两五钱。蜜丸。

九十六号　磁朱丸　每两文一钱五分。

治神水宽大，昏若雾露中行，觇空如花，物成二体，久则内障，或绿或白，并治耳聋、心悸、不寐等症。

磁石二两，醋煅七次　**辰砂**一两，水飞

神曲为丸。

九十七号　和中丸　每两文五分。

治久病厌厌①，大便或溏或秘，皆胃虚所致。此丸理气，分消痰积，去湿滞，厚肠胃，进饮食，参汤送下，每服三钱。

人参三两　**木瓜**一两　**白术**三两　**干姜**一两　**陈皮**一两　**甘草**一两

神曲糊丸。

---

① 厌厌：当作"恹恹"。形容患病而精神疲乏。

癸八號養榮丸 每兩文四分

治脾腎虛弱腰膝痠軟飲食減少陰中陽衰等症每服三十

熟地亭　新會皮半　白芍兩半　當歸兩半　麥冬半　川芎兩半

白朮兩半　茯苓半　牛附子　川貝半　甘草四半　黃芩兩半

阿膠半黑豆半　　煉蜜為丸

九號葆真丸 每兩文四分

技羸補真通三焦立元陽益肝腎之不足每服四潮水送下

鹿角膠分　熟地兩　山藥兩　兔絲子兩半　戟肉兩　茯苓三兩

穿甲分二半　牛膝兩　遠志兩　川楝子兩　小茴香半　肉蓯蓉兩

山萸肉兩　胡蘆巴兩　沉香二半　杜仲兩　五味子兩　益智仁兩

補骨脂兩全　　虫為柏子仁兩

為末將熟地打和化膠為丸

九十八号　养荣丸　每两文四分。

治脾肾虚弱，腰膝酸软，饮食减少，阴中阳虚等症。每服三钱。

熟地三两　新会皮八钱　白芍一两五钱　当归三两　麦冬八钱　川芎一两五钱　白术三两　茯苓八钱　香附（炒）一两五钱　川贝八钱　甘草四钱　黄芩（炒）一两五钱　阿胶七钱五分　黑豆五钱

炼蜜为丸。

九十九号　葆真丸　每两文一钱。

扶羸补真，通三焦之元阳，益肝肾之不足。每服四钱，开水送下。

鹿角胶八两　熟地四两　山药二两　菟丝子一两五钱　戟肉一两　茯苓三两　穿甲片三钱　川牛膝一两　远志一两　川楝子一两　小茴香五钱　肉苁蓉四两　山萸肉一两　胡芦巴一两　沉香三钱　杜仲三两　五味子一两　益智仁一两　补骨脂一两　全虫一钱五分　柏子仁一两

为末，将熟地打和化胶为丸。

上海蔡氏妇科历代家藏医著集成

蔡氏妇科丸散露酒膏丹辑录

一百号 理中丸 每两文五分

治伤寒自利不渴寒多而呕腹痛便溏脉沉之参刃或厥冷拘

急结胸吐蚘及霍乱等症

白术另 干姜另 人参另 炙甘草另 水法为丸

百一号 平胃丸 每两文半

治脾有停湿痰饮痞膈宿食不消满闷呕逆及山岚瘴雾

不服水土每服辛姜枣汤送下

苍术另 陈皮另 炙甘草另 厚朴另 为末水法丸

百二号 二炒丸 每两文下

治湿痹痿痛痛出火燥湿秽邪三跗热起至膝胯或麻痹腰髀

能凉血解热除湿止痛

苍术米泔水浸炒 黄柏盐水炒 等分水法丸

一百号　理中丸　每两文五分。

治伤寒自利不渴，寒多而呕，腹痛便溏，脉沉无力，或厥冷拘急，结胸吐蛔及霍乱等症。

白术二两　干姜一两　人参一两　炙甘草一两

水法为丸。

百一号　平胃丸　每两文二钱。

治脾有停湿，痰饮痞隔，宿食不消，满闷呕泻及山岚瘴雾，不服水土，每服三钱，姜枣汤送下。

苍术二两　新会皮一两　炙甘草一两　厚朴一两

为末水法丸。

百二号　二妙丸　每两文二分。

治湿痹疼痛，痛如火燎，从两足跗热起至腰胯，或麻痹痿弱，能凉血解热，除湿止痛。

苍术米泔水浸炒　黄柏盐水炒

等分水法丸。

百三號●桑麻丸　每兩文一下

治男婦肝陰不足眼目昏花咳久不愈肌膚甲錯麻痺不仁

霜桑葉　黑芝麻　等分蜜丸

百四號●嘴化上清丸　每丸三文

治三焦之火及津液乾枯消喉止嗽咽喉腫痛由火上升頭目

不清並皆治之眼下立效

川貝母　薄荷葉各　月石　生桔梗各　甘艸各　柿霜各

蜜丸或冰糖丸重八分

百五號●蠲痺丸　每兩文五分

治中風身體頻痛項背拘急手足冷痺腰膝沉重舉步艱

雞等症

黃芪各防風各羌活各赤芍各矢艸各……當歸各薑秀為丸

百三号　桑麻丸　每两文一分。

治男妇肝阴不足，眼目昏花，咳久不愈，肌肤甲错，麻痹不仁。

霜桑叶、黑芝麻等分蜜丸。

百四号　噙化上清丸　每丸三文。

治三焦之火及津液干枯，消痰止嗽，咽喉肿痛，由火上升，头目不清，并皆治之，服下立效。

川贝母二两　薄荷叶四两　月石五钱　桔梗二两　甘草一两　柿霜二两

蜜丸或冰糖丸，重八分。

百五号　蠲痹丸　每两文五分。

治中风身体频痛，项背拘急，手足冷痹，腰膝沉重，举步艰难等症。

黄芪四两　防风二两　羌活二两　赤芍二两　炙草一两　片姜二两

当归三两

姜枣为丸。

百六号。四消丸 每两文罢

治饱闷胀满吐呕恶心消酒食嗳气

百七号。葱白丸 每两文八十

牙皂　五灵脂　製香附　黑白丑　等分水法丸

治妇人腹痛经闭受室气赞每服三葱白汤送下

阿膠　莪朮　身　香附　厚朴　莪朮　川芎　莪朮　葱白童汤法丸

百八号。蟾礬丸 每两文卅

治一切疮癰惡毒先服此丸護膜托裡使毒不攻心或为毒虫

蛇犬所傷並服

黄蠟　莪朮　白礬　五　先将蠟烊化候冷入礬和丸

百九号。绛礬丸 每两文半

治湿熱腸紅脫力劳傷黄病腹膜腿足浮腫食積痞塊痢

百六号　四消丸　每两文四分。

治饱闷胀满，吐呕恶心，消酒食痰气。

牙皂　五灵脂　制香附　黑白丑

等分水法丸。

百七号　葱白丸　每两文八分。

治妇人腹痛经闭，受寒气郁，每服三钱，葱白汤送下。

阿胶二两　归身三两　香附二两　厚朴三两　川芎三两

葱白煎汤法丸。

百八号　蜡矾丸　每两文四分。

治一切疮痈恶毒，先服此丸，护膜托里，使毒不攻心，或为毒虫蛇犬所伤并服。

黄蜡三两　白矾一两

先将蜡烊化候冷，入矾和丸。

百九号　绛矾丸　每两文二钱。

治湿热肠红，脱力劳伤，黄病腹胀，腿足浮肿，食积痞块，痢

癧等症米飲服之

皂礬ㄐ　蒼朮ㄐ　厚朴ㄐ　甘州ㄐ　廣皮ㄐ　水法丸

百十號　天真丸　每兩文三

治亡血過多形槁肢亷膕腸胃滑泄津液枯竭
精羊肉批去筋膜脂皮　滀入下藥末
天冬一斤為末另羊肉同搗定用無酒五甌煮令匂和入水二斗煮
爛再入後藥　人參三　黃茋三　白朮ㄐ為末糯米飲為丸

百十一號　黑地黃丸　每兩文三
治脾腎不足房室勞傷形瘦乏力腸紅久痔等症
蒼朮乙斤　熟地乙斤五味子　棗肉為丸

百十二號　黑歸脾丸　每兩文三
治陰虛血熱姜行勞傷心脾怔忡健忘驚悸盜汗無服之

疬等症。米饮服三钱。

皂矾一两　苍术一两　厚朴一两　甘草一两　广皮一两

水法丸。

百十号　天真丸　每两文五两。

治亡血过多，形槁肢羸，肠胃滑泄，津液枯竭。

精羊肉七斤，去筋膜脂皮，批开入下药末　淡苁蓉十两　淮山药十两　当归
（酒洗）十二两　天冬一斤为末，安羊肉内缚定，用无灰酒五甂，煮令酒干，入水二斗煮烂，
再入后药　人参三两　黄芪七两　白术二两

为末，糯米饮为丸。

百十一号　黑地黄丸　每两文三分。

治脾肾不足，房室劳伤，形瘦无力，肠红久痔等症。

苍术一斤　干姜春冬二两，秋夏五钱　熟地一斤　五味子八两

枣肉为丸。

百十二号　黑归脾丸　每两文三分。

治阴虚血热妄行，劳伤心脾，怔忡健忘，惊悸盗汗，每服三钱。

上海蔡氏妇科历代家藏医著集成

蔡氏妇科丸散露酒膏丹辑录

熟地多　归身□□　锦芪□　甘草半　远志□□　茯神一两　陈皮□

白芍□□　枣仁一司　党参□　于术□　桂圆□　睿丸

百十三骗　鳖甲煎丸　每□□

专治久疟邪去营卫而著腻脐者即非疟母亦可截之

鳖甲□　黄芩□　蜂房□　瞿麦□　大黄□□　丹皮□　乌扇（即射干）□

凌霄花□　蛇莓□　蜣郎□　厚朴□□　葶苈□　人参□　桃仁□

白芍□　桂枝□　阿胶□　半夏□　䗪虫□　石韦□　皮硝□

䗪妇牙　柴胡□□

将鳖甲羌即广虫䗪妇因熬火膏代参为丸

百十四骗　吴茱萸丸　每两文子

治男妇肝厥胁痛脘痛时或呕吐食不运化

吴茱萸□□　甘草□□　白芍□□　陈皮□□　茯苓三两　半夏□□

熟地四两　归身一两五钱　绵芪二两　甘草五钱　远志一两五钱　茯神二两　陈皮一两　白芍一两五钱　枣仁二两　党参四两　于术二两　桂圆四两

蜜丸。

百十三号　鳖甲煎丸　每两一钱。

专治久疟，邪去营卫而着脏腑者，即非疟母，亦可截之。

鳖甲二两　黄芩二两　蜂房一两　瞿麦一两　大黄一两五钱　丹皮一两　乌扇即射干，一两　凌霄花一两　干姜五钱　蜣郎[①]一两　厚朴一两五钱　葶苈一两　人参三钱　桃仁一两　白芍一两　桂枝一两　阿胶一两　半夏一两　䗪虫一两　石韦一两　皮硝三两　鼠妇一两　柴胡一两五钱

将鳖甲、羌郎[②]、䗪虫、鼠妇同熬膏代蜜为丸。

百十四号　吴茱萸丸　每两文一钱。

治男妇肝厥胁痛、脘痛，时或呕吐，食不运化。

吴茱萸一两五钱　甘草一两五钱　白芍一两五钱　陈皮一两五钱　茯苓二两　半夏一两五钱

① 蜣郎：当作"蜣螂"。
② 羌郎：当作"蜣螂"。

人参膏　姜枣圓为丸

百十五號　小安肾丸　每两交三分

治男子寒湿疝氣睪丸腫脹婦人脬門受寒少腹疼痛

製香附子　小茴香　熟地　胡蘆巴　川楝子　為末蜜丸

百十六號　大補陰丸　每两文三分

宜之

治水虧火炎大笑耳鳴耳聾咳逆虚熱腎脈洪大不能受峻補者

知母　黄柏　龜版　熟地　猪脊髓和蜜為丸

百十七號　白蒺藜丸　每两交三分

治一切痰飲流注筋絡及中風霊痰等症

白蒺藜乙斤　鶏子十斤　将鶏子煮芒蒺藜一宿洗为末水法丸

人参三两

姜枣肉为丸。

百十五号　小安肾丸　每两文三分。

治男子寒湿疝气，睾丸肿胀，妇人胞门受寒，少腹疼痛。

制香附（制二日）一两　小茴香二两　熟地四两　胡芦巴二两　川楝子（煮二日）二两

为末蜜丸。

百十六号　大补阴丸　每两文三分。

治水亏火炎，耳鸣耳聋，咳逆虚热，肾脉洪大，不能受峻补者宜之。

知母四两　黄柏四两　龟版六两　熟地六两

猪脊髓和蜜为丸。

百十七号　白蒺藜丸　每两文二分。

治一切痰饮流注，筋络及中风虚痰等症。

白蒺藜一斤　鸡子十个

将鸡子煮蒺藜一宿，洗为末，水法丸。

百八號　附子七味丸　每兩文三分

專治命門火衰惡寒畏冷便溏食少衛虛多汗等症

照六味丸加製附子丹　臺丸

百九號　肉桂七味丸　每兩二五分

治腎水不足虛陽上升難引之火根之火降而歸源

照六味丸加因桂丹　臺丸

百十號　附都氣丸　每兩三分

治陽虛惡寒小便頻數下焦不約或欬喘喉多等症

照六味丸加製附子丹五味子丹

百廿號　桂都氣丸　每兩文未開

治虛嬴少氣命門火衰惡寒畏冷腰腎痠痛腿足乏力欬嗽痰

喘陽虛水泠四肢膨脹等症

百十八号　附子七味丸　每两文三分。

专治命门火衰，恶寒畏冷，便溏食少，卫虚多汗等症。

照六味丸加制附子一两，蜜丸。

百十九号　肉桂七味丸　每两二钱五分。

治肾水不足，虚阳上升，此能引无根之火降而归源。

照六味丸加肉桂一两，蜜丸。

百二十号　附都气丸　每两三分。

治阳虚恶寒，小便频数，下焦不约，或咳喘痰多等症。

照六味丸加制附子一两，五味子二两。

百廿一号　桂都气丸　每两文二钱五分。

治虚羸少气，命门火衰，恶寒畏冷，腰肾酸痛，腿足无力，咳嗽痰喘，阳虚水冷，四肢肿胀等症。

照六味丸加肉桂⚬五味子⚬

百世一號 四君子丸 每兩文罗

专治陽虚气弱脾衰肺損飲食少思體瘦面黄

人参⚬茯苓⚬於术⚬甘艸⚬姜枣为丸

百世一號 六君子丸 每兩文罗

四君子功専健脾和胃以受水穀之精气而輸布於四臟加以橘

半不特治嗽而有交通上下陰陽之神妙

照四君子加半夏 陳皮 各⚬

百世二號 打老兒丸 每兩文三分

治男婦元气虚損五臟諸虚胶體困倦房室過度腰膝

軟弱步履艱難陰虚血少面容憔悴脾腎並虚等症

照还少丹方内茯苓易茯神加川斷

照六味丸加肉桂一两、五味子二两。

百廿二号　四君子丸　每两文四分。

专治阳虚气弱，脾衰肺损，饮食少思，体瘦面黄。

人参二两　茯苓二两　于术二两　甘草一两

姜枣为丸。

百廿三号　六君子丸　每两文四分。

四君子功专健脾和胃，以受水谷之精气而输布于四脏，加以橘半，不特治痰而有交通上下阴阳之神妙。

照四君子加半夏、陈皮各一两。

百廿四号　打老儿丸　每两文三分。

治男妇元气虚损，五脏诸虚，肢体困倦，房室过度，腰膝软弱，步履无力，阴虚血少，面容憔悴，脾肾并亏等症。

照还少丹方内茯苓易茯神，加川断。

百世號 小溫中丸 每兩文不

治脾虛肝旺食不運化內熱口渴腹膨如鼓陳皮湯送下

白术ㄅ 香附ㄓ 半夏ㄌ 廣皮ㄌ 川連ㄓ 神曲ㄌ 茯苓ㄓ

苦參ㄓ 甘艸ㄓ 絨砂ㄌ 醋煆可乑 用醋水各半打神曲糊為丸

百世號 禹餘糧丸 每兩文不一寸

治三十六種水氣腹膨腳腫每服三九白湯送下忌鹹酒濕麵食

蛇含石紅入醋內次候醋冷取出研細末

本草名蛇黃石大者以瓦銚盛六炭中煅

禹粮石三方 鋼絨砂ㄌ

用醋二升就瓦器內將禹粮石絨砂二味煮乾再入炭火內煅紅取出

置磚上候冷研細

羌活ㄓ 川芎ㄓ 三稜ㄓ 豆蔻ㄓ 白茯苓ㄓ 陳皮ㄓ 木香ㄓ

大茴ㄓ 牛膝ㄓ 當歸ㄓ 莪朮ㄓ肉 桂ㄓ 蓬朮ㄓ 青皮ㄓ

熟地ㄓ 燕為末入前藥拌勻以湯浸神曲捵去水為糊和藥再拌勻丸如

桐子大

百廿五号　小温中丸　每两文一钱。

治脾虚肝旺，食不运化，内热口淡，腹膨如鼓，陈皮汤送下。

白术二两　香附一两五钱　半夏一两　广皮一两　川连五钱　神曲一两　茯苓一两　苦参五钱　甘草三钱　缄砂[①]一两（醋煅可飞）

用醋水各半打神曲糊为丸。

百廿六号　禹余粮丸　每两文二钱五分。

治三十六种水气，腹膨脚肿，每服三十丸，白汤送下，忌咸须淡食。

蛇含石本草名蛇黄石，大者三两，以瓦铫盛入炭中煅红，入醋内次候醋冷，取出研细末　禹粮石三两　钢缄砂五两

用醋二升，就瓦器内，将禹粮石、缄砂二味煮干，再入炭火内煅红，取出置砖上候冷研细。

羌活五钱　川芎五钱　三棱五钱　豆蔻五钱　白蒺藜五钱　陈皮五钱　木香五钱　大茴五钱　牛膝五钱　当归五钱　干姜五钱　肉桂五钱　蓬术五钱　青皮五钱　熟地五钱

共为末，入前药杵匀，以汤浸神曲，掀去水，为糊和药，再杵匀丸如桐子大。

蔡氏妇科丸散露酒膏丹辑录

正文

① 缄砂：疑作"针砂"。后同。

百芷號 牛黃丸 每丸重五分

治傷寒邪入心胞神識不清中風昏迷五癇狂疾小兒驚風候

延迷悶手足搐掣痘疹火毒等症

牛黃為 防風為 胆星為 白附為 僵蚕為 射香牛

全蝎為 蟬退為 天麻為

黃棗肉和神曲粉細研入藥末為丸

百廿號 抱龍丸 大丸每丸重三分 小丸每丸重一分

治肝臟受驚搐搦不語以致面青目竄疾壅發厥用以熄風

化痰鎮驚發音保守肝魂也

琥珀牛 辰砂另 膽星另 僵蚕另 射香牛

雄黃牛 牛黃牛 天竺黃牛 赤麥另 全蝎牛

右藥為末蒸餅為丸 金箔為衣

百廿七号　牛黄丸　每两文一钱二分。

治伤寒邪入心胞，神识不清，中风昏迷，五痫狂痰，小儿惊风，痰涎迷闷，手足搐掣，痧痘火毒等症。

牛黄一钱五分　防风一钱五分　胆星一钱五分　白附一钱五分　僵蚕一钱五分　射香五分　全蝎二钱五分　蝉退二钱五分　天麻一钱五分

煮枣肉和神曲粉，细研入药末为丸。

百廿八号　抱龙丸　大丸每丸一钱二分，小丸每丸六分。

治肝脏受惊，搐搦不语，以致面青目窜，痰凝发厥，用以熄风化痰，镇惊发音，保守肝魂也。

琥珀五钱　辰砂三钱　胆星一两　姜蚕四钱　射香五分　赤苓一两　全蝎三钱　雄黄五钱　牛黄一钱　天竺黄五钱

上药为末，蒸饼为丸，金箔为衣。

百九號　鎮心丸　每丸文六分

治癲癇狂疾心火熾甚疾氣昏迷神識不清每服一丸

熟地五錢　三稜五錢　天冬五錢　五味子五錢　棗仁五錢　茯神五錢

東何首烏五錢　人參五錢　肉桂五錢　遠志五錢　茯苓五錢　龍齒五錢

麥冬五錢　　為末蜜朱砂為衣

百卅號　蘇合香丸　每丸文五分

治寒阻閉裏渭伏內陷卒然氣逆神昏似有鬼魅惡狀者

蘇合油五分　乳香五分　冰片五分　白术五分　檀香附子五分　半黃三分

此丁香　麝香麥冬要先末沉香五分　木香五分

為末蜜為丸朱砂為衣

百卅號　寧坤丸　每丸九分

治婦人經水不調赤白帶下腰痠脚軟骨節疼痛及艱于受孕

百廿九号 镇心丸 每丸文六分。

治癫痫狂疾，心火炽甚，痰气昏迷，神识不清。每服一丸。

熟地一两五钱 三棱一两五钱 天冬一两五钱 五味子一两五钱 枣仁一两五钱 茯神一两 车前一两五钱 人参五钱 肉桂二钱五分 远志一两五钱 茯苓一两 龙齿一两五钱 麦冬一两五钱

为末，蜜朱砂为衣。

百卅号 苏合香丸 每丸文一钱。

治寒阻关窍，闭伏内陷，卒然气逆，神昏似有鬼魅恶状者。

苏合油二两 乳香一两 冰片五分 白术一两 制香附四两 牛黄一钱 母丁香一两 麝香五分 安息香一钱 沉香一两 木香一两

为末，白蜜为丸，朱砂为衣。

百卅一号 宁坤丸 每丸二钱。

治妇人经水不调，赤白带下，腰酸脚软，骨节疼痛及艰于受孕。

蓋山朮一斤　砂仁□　熟地□　甘艸□　香附□　血蝎□　生地□　黄芪□

蒼朮□　赤芍□　阿膠□　丹参□　川貝□　红花□　乳香草　木香□

青木香草　蘄艾草　没药草　白芍□　川芎□　白朮□　青苓□　陈皮草

當歸□　茯苓□　麦冬□

為末蜜丸金佰為衣

百廿號。烏金丸　每丸又重二分

治産後廿八症血結癥瘕瘙痛經閉血滞氣滞等症

細莘附□　用童便一杯　乾漆艸同炒　烏药□　當歸□　益母艸□　威灵仙□

官桂草　蓬朮□　木香草　元胡索□　大黄□

右為末再以黑芝麻一升潤淨煮汁去滓再以红花□渥五斤薑汁又以藕木二斤小五碗薑汁　將三汁合煎熬膏為丸

百廿號至寶丹　每丸重二分僾一年

益母草一斤　砂仁四两　熟地四两　甘草四两　香附四两　血竭一两
生地四两　萸肉一两　苍术一两　赤芍一两　阿胶一两　丹参一两　川贝
一两　红花一两　乳香五钱　木香一两　青木香五钱　祁艾六钱　没药
五钱　白芍一两　川芎二两　白术二两　青芩二两　陈皮六钱　当归二两
茯苓一两　麦冬一两

为末蜜丸，金箔为衣。

百卅二号　乌金丸　每丸文一钱二分。

治产后一十八症，血结瘕瘕疼痛，经闭血滞、气滞等症。

细香附四两（用童便一杯，干漆五钱同炒）　乌药一两　当归一两　益母
草（酒炒）二两　威灵仙一两　官桂五钱　蓬术一两　木香五钱　元胡索
一两　大黄四两

上药为细末，再以黑芝麻一升，淘净煮汁去渣，再以红花二
两、酒五斤煎汁。又以苏木三两，水五碗煎汁，将三汁合煎，熬
膏为丸。

百卅三号　至宝丹　每丸重五分价二钱。

上海蔡氏妇科历代家藏医著集成　蔡氏妇科丸散露酒膏丹辑录

專治中風不語時氣卒瘖邪入心胞神識不清狂言譫語霍亂嘔

吐煩燥喘急疫癘瘴毒以及婦人產後血暈口鼻噴血出死胎不下

嘔逆悶亂諸症

犀角牙　雄黃牙　玳瑁牙　射香半　　金泊辛錢　銀箔辛張　水飛葱牙

硃砂牙　琥珀牙　牛黃半　　腦子　　先將玳瑁犀角研細末入餘

藥和勻以麻息打丸作乡丸

百苏號　活絡丹　每丸文乡乡

治諸風諸痺口眼歪斜半身不遂行步艱難筋骨拘攣…丹

宣暢氣血通活經絡驅疾止痛功效如神

川烏牙　地龍牙　草烏牙　乳香三乡牛　膽星三乡　沒藥三乡牛

百世苏弱黑錫丹　二撮

為末酒化膽星為丸

专治中风不语，时气内陷，邪入心胞，神识不清，狂言谵语，霍乱呕吐，烦燥喘急，疫疠瘴毒，以及妇人产后血晕，口鼻血出，死胎不下，呕逆闷乱诸症。

犀角_{一两} 雄黄_{一两} 玳瑁_{一两} 射香_{一钱} 金箔_{五十张} 银箔_{五十张} 水安息_{一两} 朱砂_{一两} 琥珀_{一两} 牛黄_{一钱} 龙脑_{（即冰片）一钱}

先将玳瑁、犀角研细末，入余药和匀以安息打丸，作百丸。

百卅四号　活络丹　每丸文五分。

治诸风诸痹，口眼歪斜，半身不遂，行步艰难，筋骨拘挛，此丹宣畅气血，通活经络，驱痰止痛，功效如神。

川乌_{六两} 地龙_{三两} 草乌_{六两} 乳香_{三两三分} 胆星_{三两} 没药_{三两三钱}

为末，酒化胆星为丸。

百卅五号　黑锡丹　二换。

治真元虚憊陽氣不固氣浮不納陰氣冲逆冷氣利痛飲食

無味腰背沉重膀胱久冷夜多小便女人血海久冷赤白帶下

及陰疽毒陰四肢厥冷不省人事枣湯送下百粒即便回陽

黑鉛□□ 硫黃□□ 將鉛烊化澌入硫黃候結成汚放地上出火

毒研至声為度糊丸

百姓碑震霊丹 每兩文半

向名紫金丹治真元衰憊上盛下虚頭目眩暈心神恍惚及

中風癱瘓手足不遂筋骨拘攣腰膝沉重心腎不足三精

滑夢遺膀胱疝邁小便淋漓夜多盜汗久漓久唎嘔吐不食及

婦人血氣不足崩漏帯下子宮久冷不孕溫酒送下

禹糧石□ 五靈脂□□ 赤石脂□□ 沒藥□□ 乳香□□ 代赭石□

紫石英□□ 硃砂□□ 將四石瑈煆水飛日□皆棄水浸為丸

治真元虚惫，阳气不固，气浮不纳，阴气冲逆，冷气利痛，饮食无味，腰背沉重，膀胱久冷，夜多小便，女人血海久冷，赤白带下及阴症阴毒，四肢厥冷，不省人事。枣汤送下百粒，即便回阳。

黑铝二两　硫黄二两

将铝烊化，渐入硫黄，候结成片，放地上出火毒，研无声为度，糊丸。

百卅六号　震灵丹　每两文二钱。

向名紫金丹，治真元衰惫，上盛下虚，头目眩晕，心神恍惚及中风瘫痪，手足不遂，筋骨拘挛，腰膝沉重，心肾不足，精滑梦遗，膀胱疝隧，小便淋沥，夜多盗汗，久泻久痢，呕吐不食及妇人血气不足，崩漏带下，子宫寒冷不孕。温酒送下。

禹粮石四两　五灵脂二两　赤石脂四两　没药二两　乳香二两　代赭石四两　紫石英四两　朱砂一两

将四石醋煅水飞，同余药水法为丸。

百世號 九轉靈砂丹 三擦

治五臟百病安神定魄殺鬼魅久服輕身主上盛下虛中風瘓

涎壅盛頭旋吐逆陽虛狀脫心腹冷痛升降陰陽既濟水火調

和五臟輔助元氣最能鎮墜真神丹也每服三十九白湯送下

百世篩束復丹 每兩文三分

水銀 5　硫黃 5　煉成研細糯米糊丸

治噎食生冷或冒暑熱中脘閉結霍亂吐瀉米飲湯送下

太陰玄精石 5　硫黃 5　青皮 5　陳皮 5
　硫黃用醋微炒以柳條攪成砂子

醋糊為丸

百芫篩控涎丹 每兩五　。治人忽患胸背手足腰項牽引鈎痛走易不定

或手足麻痺氣脈不通痰在胸膈為病多服五分淡薑湯送下

甘遂　大戟　白芥子　等分為末糊丸

百卅七号　九转灵砂丹　三换。

治五脏百病，安神定魄，杀鬼魅，久服轻身，主上盛下虚，中风痰涎壅盛，头旋吐逆，阳虚形脱，心腹冷痛，升降阴阳，既济水火，调和五脏，辅助元气，最能镇坠，真神丹也。每服二十丸，白汤送下。

水银三两　硫黄一两

炼成研细，糯米糊丸。

百卅八号　来复丹　每两文三分。

治啖食生冷，或冒暑热，中脘闭结，霍乱吐泻，米饮汤送下。

太阴玄精石一两　硫黄一两　青皮一两　陈皮一两

硫黄用硝微炒，以柳条搅成砂子，醋糊为丸。

百卅九号　控涎丹　每两一钱。

治人忽患胸背手足腰项牵引钩痛，走易不定，或手足麻痹，气脉不通，痰在胸膈，为病每服五分，淡姜汤送下。

甘遂、大戟、白芥子等分为末糊丸。

上海蔡氏妇科历代家藏医著集成

蔡氏妇科丸散露酒膏丹辑录

百罕號 養正丹 二换 又名交泰丹

治元氣虛損陰邪交萬上盛下虛氣不升降呼吸不足頭旋

氣短心悸膽怯虛煩狂言盗汗腹痛反胃吐食霍亂轉筋

中風涎潮不省人事陽氣欲脱四肢厥冷陰盛自汗唇青脈

沉等症

水銀 黑錫 硫黃 硃砂 用鐵盞一只火上化錫成水次

下水銀用柳枝攪自再下二味令冷研細末米飲丸

百罕號 寸金丹 每丸乜文

治中風中寒中暑及四時感冒傷寒水瀉瘧疾每服一丸

前胡各 羌活 防風 白芷 陳皮 茯苓 羌活

木香 蒼朮 厚朴 烏藥 疆蚕 川芎 砂 仁

神曲 白茯 甘草 此藥生姜為君

每料用生姜半斤洗净搗爛取汁以神曲打糊為丸

百四十号　养正丹　二换，又名交泰丹。

治元气亏损，阴邪交荡，上盛下虚，气不升降，呼吸不足，头旋气短，心悸胆怯，虚烦狂言，盗汗腹痛，反胃吐食，霍乱转筋，中风涎潮，不省人事，阳气形脱，四肢厥冷，阴盛自汗，唇青脉沉等症。

水银　黑锡　硫黄　朱砂

用铁盏一只，火上化锡成水，次下水银，用柳枝搅匀，再下二味令冷，研细末米饮丸。

百四十一号　寸金丹　每丸七文。

治中风、中寒、中暑及四时感冒、伤寒水泻、疟疾，每服一丸。

前胡三两　香附三两　防风三两　白芷三两　陈皮三两　茯苓三两　薄荷叶三两　木香三两　苍术三两　厚朴三两　乌药三两　苏叶三两　川芎三两　砂仁三两　神曲五两　白蔻三两　草蔻三两　枳壳一两五分　羌活一两五钱　甘草一两五钱

此药生姜为君，每料用生姜半斤，洗净捣烂，取汁以神曲打糊为丸。

百墨號　金液丹　每丸豆二分

治命門火衰久寒錮冷

硫黃十兩　研末瓦盆盛之和赤石脂固濟口蓝泥固濟日乾地內埋一日小
罐盛水令滿安盒在內用泥固濟慢火焠七日七夜煅加武煅取出研
末蒸餅為丸

百墨三弭　還少丹　每兩三分

治男婦脾腎虛寒血氣羸乏不思飲食發熱盜汗遺精
白濁肌體瘦弱面容憔悴四肢多牙下元不足脾腎並鬱等疾

熟地牙　山藥牙　牛膝牛　杞子牛　茯苓二牙　杜仲牙
遠志牙　五味子牙　楮實子牙　小茴香牙　巴戟
牙　菖蒲牙　石菖蒲半

百墨號　天真丹　每兩二牛
加枣二兩為丸

百四十二号　金液丹　每丸一钱二分。

治命门火衰，久寒锢冷。

硫黄十两，研末瓦盆盛之，和赤石脂封口，盐泥固济，日干地内埋一日，小罐盛水令满，安盒在内，用泥固济，熳火烊七日七夜煅，加武煅，取出研末，蒸饼为丸

百四十三号　还少丹　每两三分。

治男妇脾肾虚寒，血气羸乏，不思饮食，发热盗汗，遗精白浊，肌体瘦弱，面容憔悴，四肢无力，下元不足，脾肾并亏等症。

熟地二两　　**山药**一两五钱　　**牛膝**一两五钱　　**杞子**一两五钱　　**萸肉**一两
茯苓一两　　**杜仲**一两　　**远志**一两　　**五味子**一两　　**楮实子**一两　　**小茴香**一两
巴戟一两　　**苁蓉**一两　　**石菖蒲**五钱

加枣肉为丸。

百四十四号　天真丹　每两三钱。

治下焦陽虛臍腹㿗冷腿腫如斗囊腫如升肉肉堅硬病由

陽虛濕主是藥煖腰膝逐濕邪破㿗冷療痺濕風功專下焦

每服平

沉香　小茴香　胡蘆巴　肉桂　杜仲　巴戟　黑丑　補骨脂

琥珀　川萆薢　　為末用酒打糊為丸

百嚲辞　五福化毒丹　每丸八文

治小兒大盛胎毒熱毒丹毒蘊結便秘

川連　甘艸　桔梗　銀花　大黄　辰砂　牙硝　元參　

百嚲辞萬靈丹　每丸六文

治癱疽疔毒對口濕瘰流注附骨陰疽鶴膝風痛半身不遂

口眼歪斜左癱右瘓及破傷風牙關緊閉氣血凝滯運身疼

痛

治下焦阳虚，脐腹痼冷，腿肿如斗，囊肿如升，肌肉坚硬，病由阳虚湿主，是药暖腰膝，逐湿邪，破痼冷，疗痛痹湿风，功专下焦。每服二钱。

沉香一两　小茴香一两　胡芦巴一两　肉桂一两　杜仲一两　巴戟一两　黑丑一两　补骨脂一两　琥珀一两　川草薢一两

为末用酒，打糊为丸。

百四十五号　五福化毒丹　每丸八文。

治小儿火盛，胎毒，热毒，丹毒，蕴结便秘。

川连一钱五分　甘草一钱　桔梗一钱五分　银花三钱　大黄三钱　辰砂二钱

蜜丸，辰砂为衣。

百四十六号　万灵丹　每丸七文。

治痈疽疔毒，对口湿痰，流注附骨阴疽，鹤膝风痛，半身不遂，口眼歪斜，左瘫右痪及破伤风，牙关紧闭，气血凝滞，遍身疼痛。

茅术分　全蝎牙　川石斛牙　天麻牙　當歸牙　炙甘艸牙

川芎牙　羌活牙　荆芥牙　防風牙　麻黄牙　細辛牙

川烏牙　草烏牙　首烏牙　雄黄牙　為末審丸如彈子大

百□驗　玉樞丹　即紫金錠　每錠十四爻

解諸毒療百病利竅辟瘟

千金霜牙　五倍子寺　毛菇牙　硃砂牟　雄黄　莘寸香二

紅毛大戟牙牟　為末以米糊為丸

百□號　萬氏牛黄清心丸　每粒重□爻　每丸重□

此紫金錠方治病非牛黄丸治病误写在此

治小兒急慢驚風疾涎壅盛内弔多啼恍惚癲痫欬嗽發熱

惡食吐瀉中暑發搐功能安神鎮驚量兒大小淡薑湯磨化服

西牛黄二分五厘　黄芩半　川連半　黒山梔三半　辰砂另研飛金二半

共研極細末　神曲為丸

茅术八两　全蝎一两　川石斛一两　天麻一两　当归一两　炙甘草一两　川芎一两　羌活一两　荆芥一两　防风一两　麻黄一两　细辛一两川乌一两　草乌一两　首乌一两　雄黄一两

为末蜜丸，如弹子大。

百四十七号　玉枢丹　即紫金锭，每锭十四文。

解诸毒，疗百病，利窍辟瘟。

千金霜一两　五倍子三两　毛菇二两　朱砂五钱　雄黄五钱　寸香三钱　红毛大戟一两五钱

为末以米糊为丸。

百四十八号　万氏牛黄清心丸　每粒一钱二分，每丸重六分。

治小儿急慢惊风，痰涎壅盛，内吊多啼，恍惚癫痫，咳嗽发热<small>此紫金锭方内治病，非牛黄丸治病，误写在此</small>，恶食吐泻，中暑发搐，功能安神镇惊，量儿大小，淡姜汤磨化服。

西牛黄二分五厘　黄芩三钱　川连五钱　黑山栀三钱　辰砂一钱五分广郁金二钱

共研极细末，神曲为丸。

百卅二號　紫雪丹　十撰

治傷寒溫瘧煩熱發癍狂叫走毒瘴疫倒饘污瘀脹疔刺
切痛小兒驚癇痧痘火毒諸疾

黄金百兩　磁石一　寒水石一　石膏一　滑石一

右五味水煎三斤去滓入後藥

升麻分　玄參分　甘艸分　犀角分　羚角分　沉香分　木香分
丁香分　以上八味入前藥汁煎去滓入後藥

朴硝一　銀硝一　必頂提淨入後藥　辰砂水飛
射香另研細　合成退火氣令收好勿令出氣

百卅三號　碧雪丹　每兩半　治一切積熱天行時疾發狂昏憒或咽喉腫
塞口舌生瘡心中煩熱或大小便秘胃火諸病涼水調下三錢

蒲黄　硝石即元明粉　青黛　甘艸　月石　等分為末

百四十九号　紫雪丹　十换。

治伤寒湿疟，烦热发癍，狂叫走，毒瘴昏倒，触污痧胀，疠刺切痛，小儿惊痫，痧痘火毒诸症。

黄金_{百两}　磁石_{一斤}　寒水石_{一斤}　石膏_{一斤}　滑石_{一斤}

上五味水煎三斤，去渣入后药。

升麻_{八两}　玄参_{八两}　甘草_{八两}　犀角_{五两}　羚羊角_{五两}　沉香_{五两}　木香_{五两}　丁香_{一两}

以上八味入前药汁煎去渣入后药。

朴硝_{二斤}　银硝_{二斤（必须提净入后药）}　辰砂_{（水飞）三两}　射香_{一两五钱（研细）}

合成退火气冷，收好勿令出气。

百五十号　碧雪丹　每两一钱。

治一切积热，天行时疾，发狂昏愦，或咽喉肿塞，口舌生疮，心中烦热，或大小便秘，胃火诸病，凉水调下二三钱。

蒲黄、硝石（即元明粉）、青黛、甘草、月石等分为末。

上海蔡氏妇科历代家藏医著集成

蔡氏妇科丸散露酒膏丹辑录

百壹號　香蘇丸　每兩三分

製香附　男廣皮　牙牛　紫蘇葉　牙　甘艸　艸　水法為丸
麻油

百〇二號　神效癬藥方

樺皮　牙　枯礬　半　白茇　牙　方八分　炒　穿山甲　炒　半腰黄半

用濃米湯調敷

百〇三號　傷藥方　無眼文好

當歸　半　沒藥　半　自然銅　半　榧莢　半　木香　半　虎骨　半　赤芍　半
蘇木　半　鬱金　半　上肉桂　半　杜仲　半　元胡索　半　參三七　半　秦芄　半
黃　打艸　半　烏藥　半　狗活　半　紅花　牛膝　半　青皮　半　川斷　半
桃仁　半　申薑三半　乳香　半　胡桃三分　陳酒一杯　沖服

百〇四號　傷藥丸方　慣每丸三分

上肉桂　半　申薑　男　元胡索　半　當歸　三半　艸漆　半　烏藥　半　秦芄　半

百五十一号　香苏丸　每两三分。

制香附四两　广皮一两五钱　紫苏叶二两　甘草五钱

水法为丸。

百五十二号　神效癣药方

桦皮一两　枯矾三钱　白芨一两　方八一两（麻油炒）　穿山甲（炒）五钱　腰黄三钱

用浓米汤调敷。

百五十三号　伤药方　每服文四钱。

当归二钱　没药一钱　自然铜二钱　枳壳一钱五分　木香一钱　虎骨二钱　赤芍一钱五分　苏木一钱五分　郁金一钱　上肉桂（去皮研冲）一钱　杜仲二钱　元胡索一钱五分　参三七五分　秦艽一钱五分　落得打草二钱　乌药一钱五分　独活一钱五分　红花八分　牛膝二钱　青皮一钱五分　川断二钱　桃仁一钱五分　申姜三钱　乳香（去油）一钱　胡桃（敲碎）三斤　陈酒一杯（冲服）

百五十四号　伤药丸方　价每丸三分。

上安桂一钱　申姜四两　元胡索二钱　当归三钱　草漆二钱　乌药二钱　秦艽二钱

土貝母二半　炙附子二半　紅花二半　枳殼一半　生地三半　川斷二半　防風二半

羌活二半　茄皮二半　甘艸二半　白芷二半　青皮二半　乳香二半　没藥二半

木香二半　木通二半　杜仲二半　牛膝二半　木瓜二半　荆芥二半

右藥芒味共為細末煉蜜為丸每丸重一半陳酒送專治跌打諸傷

重者服二丸輕者服一丸應驗如神

百靈膏　惡毒蛇咬方

冰片一分　乳香二半　没藥二半　射香一分　血竭二半　雄黃二半

大黃一半　共為細末將藥末摻咬傷處睡毒即退如重者先

服螵蛸丸三錢開水送下應驗如神

百草霜　刀矢傷併惡傷

鎗刀矢傷併惡傷　　生半夏　　馬勃　　痛極出血不

此將生半夏末摻于傷處血即止俟血止後將馬勃盖于皮上

忌下冷水三四日可以生肌亦須避風如不避風必至浮腫而為破傷風

矣

土贝母二钱　香附三钱　红花二钱　枳壳二钱　生地三钱　川断二钱　防风二钱　羌活二钱　茄皮三钱　甘草一钱　白苓二钱　青皮二钱　乳香（去油）二钱　没药二钱　木香二钱　木通二钱　杜仲三钱　牛膝三钱　木瓜二钱　荆芥三钱

上药廿七味，共为细末，炼蜜为丸，每丸重二钱，陈酒送，专治跌打诸伤，重者服二丸，轻者服一丸，应验如神。

百五十五号　恶毒蛇咬方

冰片一分　乳香（去油）二钱　没药二钱　射香一分　血竭二钱　雄黄一钱　大黄二钱

共为细末，将药末掺咬伤处，肿毒即退，如重者先服蜡矾丸三钱，开水送下，应验如神。

百五十六号　枪刀失伤，并恶伤

生半夏　马勃

痛极出血不止，将生半夏末掺于伤处，其血即止。俟血止后，将马勃盖于皮上。忌下冷水，三四日可以生肌，亦须避风，如不避风，必至①浮肿而为破伤风矣。

① 至：当作"致"。

百至三號、 癣方 血帖兰文 岫方陆功業來攄称神效

土荆皮五方 白芷一方 尖槟榔五方 毛菰一方 白癣皮一方 白芨一方

海桐皮一方 木別一方 白花地丁一方 右藥用滴花燒酒盅两浸三

日即搽患處立驗

百五六號、赤遊丹方

絲瓜葉一方 白芷一方 青黛一方 黄栢末一方 氷片一分 龍膽叶一方

为末用麻油调敷处驗如神

百五弄號、邪狗咬方

射香一分 木鱉一方 大黄一方 劉寄奴一方 白芨三方 班毛半 糯米拌炒

为細末 大人小兒各服五用黃酒送下处驗如神

百牢號、鸷爪疯方

蜈蚣二條 浮麦五方 蔥根五方 川椒五方 防風五方 蘆甘石半别研五方

百五十七号　癣方　每帖卅二文。

此方陆功业来，据称神效。

土荆皮二两　白芷二钱　尖槟榔一钱　毛菇一钱　白癣[①]皮一钱　白芨[②]二钱　海桐皮一钱　木别[③]一钱　白花地丁二钱

上药用滴花烧酒廿四两浸三日，即搽患处立验。

百五十八号　赤游丹方

丝瓜叶三钱　白芷二钱　青黛二钱　黄柏末一钱　冰片一分　龙胆草一钱

为末，用麻油调敷，应验如神。

百五十九号　邪狗咬方

射香一分　木鳖二钱　大黄三钱　刘寄奴三钱　白苓三钱　班毛[④]五分

糯米拌炒为细末，大人、小儿各服一钱五分，用无灰酒送下，应验如神。

百六十号　鹅爪疯方

蜈蚣二条　浮麦一两　葱根一两　川椒一两　防风一两　芦甘石五钱　荆芥一两

---

① 癣：当作"鲜"。后同。
② 芨：当作"及"。后同。
③ 木别：即木鳖，为了书写省时、方便而命之。
④ 班毛：即斑蝥。后同。

蘄艾牙 用清水五碗煎至三碗入蘆甘石洗三四次即愈

百空號史國公藥酒方 每服五分

川羌活丸 防風丸 白术丸 當歸丸 川牛膝丸 川萆薢丸 杜仲丸
松节丸 虎骨丸 鱉甲丸 秦艽丸 秦艽丸 蒼耳子丸 枳子丸
血茄皮分 為末用善医區三十斤浸

百空三號眼癬藥方 每服五文

蘆甘石丸 上蘆會丸 泡湯入甘石 胆礬 五分泡湯入甘石
以白枝祈艾燻甘石粉乾 再入冰片少許用雞蛋油調搽眼皮上三效

百空號 加味抱龍丸 每丸五分

西黃 石菖蒲 川貝 富門子 南星 鈎身 全蝎
雄黃 薄荷葉 天虫 胆星 辰砂為衣 天麻 天竺黃
金箔 為細末神曲糊為丸 辰砂為衣 合成大丸重 小丸重

蕲艾一两

用清水五碗，煎至三碗，入芦甘石，洗三四次即愈。

百六十一号　史国公药酒方　每斤一钱六分。

川羌活一两　防风一两　白术一两　当归二两　川牛膝一两　川萆薢一两　杜仲二两　松节一两　虎骨二两　鳖甲一两　蚕沙一两　秦艽一两　苍耳子四两　杞子四两　五茄皮①八两

为末，用无灰酒三十斤浸。

百六十二号　眼癣药方　每服卅五文。

芦甘石九制，一两　上芦荟②三钱（泡汤入甘石）　胆矾五分（泡汤入甘石）

以白枝祈艾熏甘石粉，干再入冰片少许，用鸡蛋油调搽眼皮上立效。

百六十三号　加味抱龙丸　每丸一钱二分。

西黄五分　石菖蒲三钱　川贝二钱　当门子五分　南星三钱　钩勾（切片）三钱　全蝎二钱　雄黄二钱　薄荷叶三钱　天虫三钱　胆星二钱　辰砂五钱（为衣）　天麻三钱　天竺黄二钱　金箔三十张

为细末，神曲糊为丸，辰砂为衣，合成大丸重六分，小丸重三分。

---

① 五茄皮：当作五加皮。
② 芦荟：原为"芦会"，据文义改。后同。

百靈號　神效癬藥方

一、海桐皮五錢　白癬皮五錢　土槿皮五錢　紫川朴五錢　毛□五錢　木鱉五錢

白芷五錢白　信三分白　白芨五錢蔡　藜蘆五錢班　毛二錢杌子因

檳榔五錢川　烏五錢生　冰片五分　烏五錢　穿甲五行五　蘆薈五錢

大黄一兩　用滴花燒酒浸封日可用

百靈號　蛇咬方

活五穀蟲七條　糯米七粒　二味打爛塗患處止痛退毒甚效如神

百靈號　太乙丹　每丸重□　傾出丸之文

廣木香五錢　川大黄五錢　明雄黄五錢　□羽三錢　北細辛五錢　金銀花五錢

秋桔梗五錢　綠升麻五錢　上雄黄五錢　□砂五錢　毛□五錢　紫菀藥三兩

山荳根五錢　法半夏五錢　新會皮五錢　川文蛤五錢　飛滑石五錢　□麝香五分

赤丹參五錢　礬山烏五錢　金香附五錢　紅大戟五錢　千金霜五錢　赤小豆三兩

百六十四号　神效癣药方

海桐皮二两　白癣皮二两　土槿皮八两　紫川朴一两　毛慈姑一两　木鳖二两　白芷二两　白信三钱　白芨二两　藜芦一两　班毛三钱　机子肉一两　槟榔二两　川乌一两　庄冰一两　草乌一两　穿甲片（打）一两　芦荟五钱　大黄一两

用滴花烧酒浸，数日可用。

百六十五号　毒蛇咬方

活五谷虫七条　糯米七粒

二味打烂涂患处，止痛退毒，其效如神。

百六十六号　太乙丹　每丸重四分，价每丸七文。

广木香七钱五分　川大黄三两　明雄黄六钱　鬼翦羽①三两　北细辛六钱　金银花一两　秋桔梗一两五钱　绿升麻一两五钱　上雌黄（为衣）一两五钱　飞朱砂（为衣）五钱　毛慈姑七钱五分　紫苏叶三钱　山豆根七钱五分　法半夏七钱五分　新会皮一两五钱　川文蛤一两　飞滑石六钱　麝香七钱五分　赤丹参三两　制川乌七钱五分　金香附一两　红大戟二两　千金霜七钱五分　赤小豆二两

---

① 鬼翦羽：当作鬼箭羽。

细麻黄八分 广藿香翠 茅山术各等 右药各取净末药秤準糯米

浆打和作丸

百○色舞 涂○癣药方

土荆皮五两 广槟榔五两 紫荆皮五两 洋庄五两 白芷五两 腰黄半

白茯五两 班毛五十 榆树皮五两 毛莊三十 木鳖五两

右药为末用醋调匀如醬涂患處其效如神

百突舞 汗班药方

月石五两 土贝五两 牵寒佗僧三两 为末用花红搽患處其效如神

百六先舞 黑癣药方 一换

治远年一切疥癣立效

水银五分 西丁五两 为细末用生姜 搽湿将药搅患處搽之

其效如神

细麻黄_{八钱五分}　广藿香_{一两五钱}　茅山术_{七钱五分}

上药各取净末，药秤准，糯米浆打和作丸。

百六十七号　涂癣药方

土荆皮_{二两}　广槟榔^①_{一两}　紫荆皮_{一两}　洋庄_{一两}　白芷_{二两}　腰黄_{五钱}　白芨_{一两}　班毛_{一钱}　榆树皮_{一两}　毛菇_{三钱}　木鳖_{一两}

上药为末，用醋调匀，如酱涂患处，其效如神。

百六十八号　汗班药方

月石_{一两}　土贝_{五钱}　密佗僧^②_{三钱}

为末用花红搽患处，其效如神。

百六十九号　黑癣药方　一换。

治远年一切痒癣，立效。

水银_{二两}　西丁_{二两}

为细末用生姜搽湿，将药攒患处搽之，其效如神。

---

① 槟榔：当作"槟榔"。
② 密佗僧：当作"密陀僧"。后同。

一百七十號　咬髮癬方

、月石　西丁月　為末用申義搽患處灾效如神

一百十一號　五寶丹　治楊梅瘡毒內攻結毒或上或下服之使毒不內陷每服七分

西黃　生珠　為珠砂　西珀　乳石二味為末土茯苓湯送下

一百十二號　止牙蟲痛方　每九七文每九壹斤

、熟地月　洋庄為月石　打爛為丸將丸塞咽痛處灾效如神

一百十三號　青寧丸　每兩壹斤

錦紋大黃　五斤　用藥製末次製注法在後

第一製用鮮枸葉汁拌製

第二製車前草汁拌製　菉豆煎

第三製用大麥芽煎汁拌製

第四製用黑料豆汁拌製

第五製用鮮槐枝葉汁拌製

第六製用冬桑葉汁拌製

第七製用桃葉汁汁拌丸

第八製用車前草打汁汁拌製

百七十号　咬发癣方

月石一两　西丁一两

为末用申姜搽患处，其效如神。

百七十一号　五宝丹

治杨梅疮毒，内攻结毒，或上或下，服之使毒不内陷，每服七分。

西黄五分　生珠一钱五分　朱砂一钱　西珀二钱　滴乳石三钱

为末，土茯苓汤送下。

百七十二号　止牙齿痛方　每丸七文，每丸重一钱。

熟地一两　洋庄一钱五分　月石一钱

打烂为丸，将丸塞衔痛处，其效如神。

百七十三号　青宁丸　每两一钱。

锦文大黄五斤

用药制十四次，制法在后。第一制用鲜柏叶汁拌制，第二制用绿豆煎汁拌制，第三制用大麦芽煎汁拌制，第四制用黑料豆汁拌制，第五制用鲜槐枝煎汁拌制，第六制用冬柔叶煎汁拌制，第七制用桃叶煎汁拌制，第八制用车前草打汁拌制，

第九製用厚朴薑汁拌製

第十製用陳皮薑汁拌製

第十一製用粉半夏薑汁拌製

第十二製用白术薑汁拌製

第十三製用全香附薑汁拌製　　茅术製用黃芩薑汁拌製

以上將大黃製西次再以牵牛厌酒製　拌取出晒乾為末水法為丸

百圭號　臥龍丹　價五换　尚治痧症阴痧吹鼻孔内得嚏

西黃尖五分　肥牙皂牛　川芎炭半　射香三分　燈草灰牛

潔火硝一分　大泥片牛　北細辛三分　月石牛　蟬酥三分

共研极细末

百七五號　蕎麦丸　專治疫瘰等症

蕎麦面多　金銀花十兩　大力子半斤　夏枯草十兩　連翹半斤

共為細水漬為丸

百七六號　偏兼方

第九制用厚朴煎汁拌制，第十制用陈皮煎汁拌制，第十一制用熟半夏煎汁拌制，第十二制用白术煎汁拌制，第十三制用金香附煎汁拌制，第十四制用黄芩煎汁拌制。

以上将大黄制十四次，再以无灰酒制拌，取出晒干为末，水法为丸。

百七十四号　卧龙丹　价五换。

专治痧症，开窍吹鼻孔内得嚏。

西黄尖五分　肥牙皂五分　川芎炭五钱　射香三分　灯草灰五钱洁火硝一分　大泥片一钱　北细辛三分　月石五分　蟾酥①三分

共研极细末。

百七十五号　荞麦丸

专治痰瘰等症。

荞麦五两　金银花十两　大力子五两　夏枯草十两　连翘五两

共为细水泛为丸。

百七十六号　伤药方

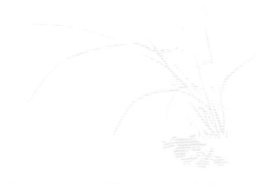

---

① 蟾酥：原为"蝉酥"，据文义改。后同。

、

真原寸一下 的乳香 各上血竭一平 飛辰砂一下 大呢片三下

廣陰全 各 明沒藥 各 嫩中白一平 五雲脂一平 為末 紅糖陳臣送下

百足蜈退毒藥方

蜈蚣一平 阿魏一平 姜黃一平 籐黃一平 沒藥一平 銀硃一平 大黃一平

月石一平 西丁一平 腰黃一平 白川一平 乳香一平 川烏一平 官桂一平

蟾酥一平 草烏一平 白芷一平 南星一平 桃仁二平 先將桃仁同阿魏研細再入諸藥和匀

共為細末

百灵八寶珠黃散

治咽喉腫痛齒爛牙疳灸效如神

廉珠一本 月石廿 西黃廿 川貝一平 冰片一下 辰砂一下

研松細末吹入喉中

百令九龍生皮八寶丹 功当生肌長肉止血去腐

真原寸三分　的乳香一钱五分　上血竭三钱　飞辰砂三分　大泥片三分　广郁金一钱五分　明没药一钱五分　煅中白五钱　五灵脂三钱

为末以红糖陈酒送下。

百七十七号　退毒药方

蜈蚣二钱　阿魏三钱　姜黄二钱　藤黄二钱　没药二钱　银朱二钱
大黄二钱　月石二钱　西丁二钱　腰黄二钱　白川二钱　乳香二钱　川乌二钱　官桂二钱　蟾酥二钱　草乌二钱　白芷二钱　南星二钱　桃仁三钱

先将桃仁同阿魏研细，再入诸药和匀。共为细末。

百七十八号　珠黄散

治咽喉肿痛腐烂等症，其效如神。

廉珠一钱　月石五分　西黄五分　川贝母二钱　冰片一分　辰砂二分

研极细末，吹入喉中。

百七十九号　生皮八宝丹

功专生肌长肉，止血去腐。

珍珠末 血竭末 冰片末 龍骨末 琥珀末 輕粉末 滴乳石末

沒藥末 為極細末

百分號 拔毒藥方

然石羔末 青黛三末 銅綠二末 為極細末 掺于膏藥上治諸毒潰

腐蕁恋效

百坐藥 八寶丹 治楊梅結毒一切外科等症

冰片末 滴乳石末 辰砂末 琥珀末 珍珠末 飛麵一末 西牛黄三分

滑石末 為細末用土茯苓湯服三每服末

百坐藥犀黄丸 價三換

乳香末 沒藥末 犀黄三分 原射香為末加陳米飯打和為丸

百坐藥醒消丸 價畫換

原射香為乳香末 沒藥末 腰黄末為末以陳米飯打和為丸

珍珠一钱　血竭二钱　冰片五分　龙骨二钱　琥珀一钱　轻粉五分
滴乳石二钱　没药一钱

为极细末。

百八十号　拔毒药方

熟石膏三两　青黛三钱五分　铜绿三钱

为极细末，掺于膏药上，治诸毒溃腐等甚效。

百八十一号　八宝丹

治杨梅结毒，一切外科等症。

冰片五分　滴乳石二钱　辰砂一钱　琥珀二钱　珍珠一钱　飞面二钱
西牛黄一分　滑石（水飞）二钱

为细末，用土茯苓汤服之，每服二钱。

百八十二号　犀黄丸　价三换。

乳香一两　没药一两　犀黄三分　原射香一钱五分

为末加陈米饭，打和为丸。

百八十三号　醒消丸　价一换。

原射香一钱五分　乳香一两　没药一两　腰黄五钱

为末以陈米饭打和为丸。

上海蔡氏妇科历代家藏医著集成

蔡氏妇科丸散露酒膏丹辑录

百岱號　梅花點舌丹

辰砂末　没藥末　大力子末　永片末　西牛黄末　沉香末　雄黄末

射香末　蟬酥末化烊射香末　血竭末　乳香末　研極細末

將糕子打爛糊為丸如菉豆大金箔為衣　於臨臥時

手心內以歪在左邊則擦於右手心內歪在右邊則擦於左手心

百〇號　草麻丸　治歪嘴方

草麻子末　蜈蚣一條　當門子一分　共為末作圓圍樣式擦在

百〇號　疳藥方　專治口疳牙疳齒齦爛失血灰效如神耳疳亦效

飛青黛末　月石末　橄欖核灰十个　煅中白末　兒茶末　元明粉末

真川連三分水飛末　為細末搽患處止痛○如耳疳吹以金簪蘸藥汁入耳

百〇號　胡連闈管丸

胡黄連末　穿山甲末　油煤黄脆　煅石決末　炒槐米末

百八十四号　梅花点舌丹

辰砂一钱　没药一钱　大力子一钱　冰片五分　西牛黄五分　沉香五分　雄黄一钱　射香三分　蟾酥五分（化烊）　血竭一钱　乳香一钱

研极细末。

将粽子打烂糊为丸，如绿豆大，金箔为衣。

百八十五号　蓖麻丸　治歪嘴方。

蓖麻子（去壳）五钱　蜈蚣一条（炙）　当门子一分

共为末，作圆团样式，于临卧时捏在手心内，如歪在左边则捏于右手心内，歪在右边则捏于左手心内。

百八十六号　疳药方

专治口疳牙疳，腐烂失血，其效如神，耳疳亦效。

飞青黛一两　月石一钱　橄榄核灰十个　煅中白五钱　儿茶四钱　元明粉五钱　真川连三钱　冰片一钱

为细末搽患处止痛，如耳疳，先以金丝荷叶汁入冰片少许，点耳内，次以末药吹。

百八十七号　胡连闭管丸

胡黄连一两　穿山甲五钱（油炸黄脆）　煅石决五钱　炒槐米五钱

此遍四邊硬肉突起加炒僵蠶廿條 為末蜜丸未飲湯送下每眼不
早晚服二次至重者四十日而全即遍身諸般瀰疕皆效

百分八號 牛肩藥藥
、黃柏末□ 煆牡蠣□ 烟膠□ 白芷□ 赤石脂□ 庄冰□ 為細末

百尢號 牛癩藥
、花椒□ 雄黃□ 蛇床子□ 烟膠□ 庄冰□ 白芷末□ 枯礬□
共為末合淨守傯□文

百卆號 潤肌膏 治瘋燥血熱等疕
香油□ 乳酥油□ 當歸□ 紫卅□ 黃古□

、百卆號 跳痛風藥酒方
、大生地□ 洋糖□ 杞子□ 杜仲□ 攢地風□ 川斷□ 胡桃肉□
千年健□ 冰糖□ 婦身□ 末底□ 煨虎骨□ 牛膝□ 鹿御卅□

如漏四边硬肉突起，加炒僵蚕廿条为末，蜜丸米饮汤送下，每服一钱，早晚服二次，至重者四十日而愈，即遍身诸般漏症皆效。

百八十八号　牛肩药

黄柏末一两　煅牡蛎一两　烟胶一两　白芷一两　赤石脂一两　庄冰一两

为细末。

百八十九号　牛癞药

花椒一两　雄黄一两　蛇床子一两　烟胶一两　庄冰一两　白芷末一两　枯矾一两

共为末，合净六两，价可文。

百九十号　润肌膏

治疯①燥血热等症。

香油四两　乳酥油二两　当归五钱　紫草一钱　黄石五钱

百九十一号　痛风药酒方

大生地四钱　洋糖一两六钱　杞子三钱　杜仲（盐水炒）三钱　攒地风三钱　川断三钱　胡桃肉六钱　千年健三钱　冰糖一两六钱　归身（酒炒）三钱　木瓜二钱　煨虎骨六钱　牛膝（盐水炒）三钱　鹿衔草三钱

---

① 疯：疑当作"风"。

秦艽三両桂園肉六両川草薢六両老官卅六両桑枝五両

陳酒三斤浸七日可服
火酒三斤

百坒一號 光明水眼藥方 每盃十文
射香下 製甘石五両 夺粉五両 の六両 辰砂五両 煉竹建蜜調和

百坒三號 爛脚瘡方
水飛石燕一両 九製甘石半 水飛煅牡蠣五両 洋庄冰棄
为細末用鮮猪油五打和作膏帖之立效

百九壴號 爛肺瘡方
有方用蚤皮 冰片 羅甘石 黄石 白石 瓶油
右五味共研細末一概油作膏帖之神效

石羔五両 束母三両
研細末用菜油調和作膏帖之

百九壴號 爛肺瘡方
龟版 炙性研 飛甘石五両 血竭五両 乳香 没薬 煆赤石脂五両
研末用麻油调搽入患蟲

秦艽三钱　桂圆肉六钱　川萆薢六钱　老官草六钱　桑枝一两六钱

陈酒三斤，火酒三斤，浸七日可服。

百九十二号　光明水眼药方　每盆十文。

射香一分　制甘石一两　齐粉一钱　四六一钱　辰砂一钱五分

炼熟建蜜调和。

百九十三号　烂脚疮方

水飞石膏一两　九制甘石五钱　水飞煅牡蛎一两　洋庄冰二钱五分

为细末，用鲜猪油二两，打和作膏，帖①之立效。

百九十四号　烂脚疮方

有方用象皮一钱，冰片一钱，罗甘石一钱，黄石五分，白石五分，板油四两。

上五味共研细末，入板油作膏，帖之神效。

石膏三两　东丹三两

研细末，用菜油调和，作膏帖之。

百九十五号　烂脚疮方

龟版（炙存性研）三钱　飞甘石一钱五分　血竭一钱五分　乳香（去油）一钱五分　没药（去油）一钱五分　煅赤石脂一钱五分

研末用麻油调搽，入患处。

---

① 帖：当作"贴"。后同。

百〇六號　夾膏方

蘆甘石　生三黃煎
九製　煅　牡蠣　丑　梅片　牛　爐石煎　丑　乳香　去油　牛　龍骨　牛

樟冰　牛　沒藥　蕗蓖皮　牛　共為細末　以塵　用豬油調敷

百〇七號　眼藥神方

真珠　五當門子　三分　西黃　牛　冰片　牛　熊膽　三分　九製甘石　

月石　牛　象牙　三分　硃砂　三分　共研細末

百〇八號　一掃光瘡藥方

無錠　共文章幷

百步　牛　穿山甲　牛　吳蚣二條　川椒　牛　輕粉
再化明雄黃和勻
為細末　將硫黃　牙烊化　沒入兼作錠　用麻油磨搽惠處

又方　吳萸　華松　見牛　花椒　牙
雄黃　牌　共四烊化
用生豬油

百〇九號　痘毒敷藥方

原射香　牛　阿魏　牛　硃珠　丙　為黃　丙　青布灰　三牛　赤小豆　三牛

大黃　三牛　乳香　丙　沒藥　丙　為細末　用芙蓉葉搗汁同蜜調　和敷惠處　芭效可退

百九十六号　夹膏方

芦甘石_{五钱}　三黄汤（九制）　牡蛎（煅）一两　梅片_{五分}　熟石膏一两　乳香（去油）五钱　龙骨_{三钱}　樟冰_{五钱}　没药（去油）五钱　象皮_{三钱}

共为细末如尘，用猪油调敷。

百九十七号　眼药神方

真珠_{一钱}　当门子_{三分}　西黄_{五分}　冰片_{五分}　熊胆_{三分}　九制甘石_{三钱}　琥珀_{一钱}　月石_{三分}　象牙_{三分}　朱砂_{三分}

共研细末。

防胎毒□浸药点愈，小□大□，用生猪油□□夏布，包称□□。

又方

吴萸_{五钱}　枯矾_{五钱}　花椒_{五钱}　硫黄_{四钱}

共四烊化。

百九十八号　一扫光疮药方　每锭廿一文，重二钱四分。

百步_{五钱}　穿山甲_{二钱}　吴蚣[①]_{二条}　川椒　轻粉　槟榔　明矾_{二两}

为细末，将硫黄二两，烊化后再化明矾，和匀入药作锭，用麻油磨搽患处。

百九十九号　痘毒敷药方

原射香_{五分}　阿魏_{三钱}　硍朱[②]_{一钱五分}　姜黄_{一钱五分}　青布灰_{三钱}　赤小豆_{三钱}　大黄_{三钱}　乳香_{一钱五分}　没药_{一钱五分}

为细末，用芙蓉叶捣汁，同蜜调和敷患处，甚效可退。

---

① 吴蚣：当作"蜈蚣"。
② 硍朱：当作"银朱"。

二百號　楊梅瘡末藥

　青鉛三平　水硯三平　杏仁三平　硃砂　為掃盆　為末搽患處

二百〇一號　白濁丸

　生大黄三平　生半夏三平　飛滑石三平　上琥珀廿　用雞子清為丸

二百〇二號　金不換散　治咽喉腫痛立效

　人中白年甘州襄焗存性　川連二平　元明粉三平　月石三平　冰片平　青黛一平

　西瓜霜廿　共為細末吹入喉中

二百〇三號　蟾酥丸

　射香平　丁香三平　木香平　沉香三平　廣藿香末毋　腰黄三平　茅术　貝母西黄平

　硃砂平　共為末再用蟾酥牙燒酒烊化打爛　再用粽子尖打和為丸　硃砂為衣

香〇四號　驊白疹藥

　原射香廿　月石三平　犀角尖三分　水安息一分　川連至三平

　石萬菌平　大泥汀丗　蟾酥平　滑石平　自火硝平研末吹鼻

二百号　杨梅疮末药

青铅三钱　水银三钱　杏仁二钱　朱砂一钱五分　扫盆一钱五分

为末搽患处。

二百○一号　白浊丸

生大黄三钱　生半夏三钱　飞滑石二钱　上琥珀五分

用鸡子清为丸。

二百○二号　金不换散

治咽喉肿痛立效。

人中白五钱（甘草制煅存性）　川连二钱　元明粉三钱　月石三钱　冰
片五分　青黛四钱　西瓜霜六钱

共为细末，吹入喉中。

二百○三号　蟾酥丸

射香一钱　丁香三钱　木香一两　沉香三钱　广藿香一两　腰黄一两
茅术四两　西黄一钱　朱砂五钱

共为末，再用蟾酥一两，烧酒烊化打烂，再用粽子尖打和为
丸，水法亦可，朱砂为衣。

二百○四号　白痧药

原射香五分　月石三钱　犀角尖一分　水安息一分　川郁金三钱
石菖蒲五钱　大泥片五分　蟾酥三钱　滑石五钱　白火硝五分

研末吹鼻。

二百〇五號 人馬平安散 即痧藥方

犀牛黄五平 冰片平 原射香平辰砂平雄黄平月石平

赤金箔廿張 白馬齒寿 共為細末吹鼻中

二百〇六號 小金丹 治痰癧瘰癧流疰乳節乳岩遠年結痰並名瘄毒等疰

淨芸香 當歸 地龍乾 五靈脂 金墨

原射香 沒藥 乳香 番木鱉

艸烏 薑為汁 共為末再用糯米粉調修為丸一料作

二百〇七號 頭皮瘡藥方

賁松香 陶丹 白芷 川花椒 同录為烟膠

川黄柏 枯礬 赤石脂 庒冰片 為細末麻油調敷

二百〇八號 癩疯方

小生地 防風 烏蛇一條 荊芥 羌活 秦艽 白芷

二百〇五号　人马平安散 即痧药方。

犀牛黄五分　冰片一钱　原射香一钱　辰砂二两　雄黄二钱　月石五分　赤金箔廿张　白马三分

共为细末吹鼻中。

二百〇六号　小金丹

治痰瘰流疽，乳节乳岩，远年结痰，无名肿毒等症。

净芸香一两五钱　当归（酒炒）七钱五分　地龙干（酒洗净）七钱五分　五灵脂一两五钱　金墨尖一钱二分　原射香三钱　没药（去油）七钱五分　乳香（去油）七钱五分　番木鳖（水浸七日，去毛，饭上九蒸九晒）一两五钱　草乌一两五钱（姜汁炒透）

共为末，再用糯米粉调熟为丸，一料作三百八十丸，每丸廿八文。

二百〇七号　头皮疮药方

煮松香一两　陶丹五分　白芷三钱　川花椒五分　同绿①一钱五分　烟胶三钱　川黄柏三钱　枯矾三钱　赤石脂一两　庄冰片一钱五分

为细末，麻油调敷。

二百〇八号　癞疯方

小生地二两　防风一两　乌蛇一条　荆芥二两　羌活一两　秦艽二两　白芷二两

---

① 同绿：当作"铜绿"。

木瓜 丹 黄芩 另 川芎 丹 连翘 丹 海风藤 丹 川乜 另 苦参 三另

威灵仙 另 花粉 丹 白癣皮 另 木通 丹 西赤芍 丹 防巴 丹 首乌 丹 水泛为丸

二百九号 鹤膝疯方

川乌 姜汁製透 番木鳖 麻油炙透 射香 不 没药 二年 穿甲爪 炒研砂 共为细末 大人服五分 小儿服 吃五服可愈

滴乳香 三年 草乌 二年 姜汁製透 射香 不 没药 二年 穿甲爪 炒研砂

二百○十号 大保和丸

茅术 另 雞肉金 廿个 青皮 另 三棱 另 厚朴 另 史君子因 为合半 生熟

木香 蓬术 另 查肉 查因 另 梹榔 另 苏叶 藤 另 神曲 另

雷丸 另 五霰虫 另 为细末 每服三分

二百二十号 金黄散

蓪黄 花粉 黄柏 大黄 白芷 黄芩

木瓜一两　黄芩二两　川芎一两　连翘一两　海风藤二两　川七二两　苦参三两　威灵仙二两　花粉二两　白癣皮二两　木通一两　西赤芍二两　防己一两　首乌二两

水法为丸。

二百○九号　鹤膝风^①方

滴乳香三钱　草乌三钱（姜汁制透）　射香一钱　没药（去油）三钱　穿甲爪三钱（砂子炒松）　川乌三钱（姜汁制透）　番木鳖三钱（麻油煎透）

共为细末，大人服五分，小儿服二分半，吃五服可愈。

二百十号　大保和丸

茅术五两　鸡内金五个　青皮二两　三棱四两　厚朴一两　使君子肉一两（生熟各半）　木香六钱　蓬术四两　查肉六两　槟榔三两　莱菔三两　神曲（炒）六两　雷丸二两　五谷虫三两

为细末，每服三分。

二百十一号　金黄散

姜黄　花粉　黄柏　大黄　白芷　黄芩

---

① 风：原作"疯"，据文义改。

二百□□ 骗囝生至寶丹

當歸牙 川芎牙 熟地黄牙 元胡索牙 梔仁牙 白茯苓三牙

头附牙 蒲黄牙 牛膝牙 矢甘艸牙 陈皮牙 木香牙

五靈脂土牛 地榆牙 山萸肉牙 白术牙

青皮牙 高良姜母 乳香 人参牙 木瓜牙

蒼术牙 白芍牙 三稜 没药 乳油 烏药牙

右为細末用沒大黄膏为丸

川大黄一斤錦紋者佳 藕木三斤敲碎用河水五碗煮至三碗土渣存汁聽用 研細末

黑豆三升淘净用水三碗煮汁去豆囝用豆皮为細末入藥

頭红花三两煮黄色入好漉一大壺隔湯煮三性香冬去渣存汁聽用

先将大黄末以好米醋三四碗搅勻以文武大熬膏如此二遍次下红花

酒黑豆汁藕木汁攪開大黄膏入鍋又緩熱熬膏取出此有粘鍋

二百十二号　回生至宝丹

当归一两　川芎一两　熟地黄一两　元胡索一两　桃仁一两（去皮尖，另研）　白茯苓一两　香附一两　蒲黄一两　牛膝（去芦）一两　炙甘草（去皮）五钱　陈皮五钱　木香五钱　五灵脂土（淘去沙）五钱　羌活（须取节）五钱　地榆（洗去土）五钱　山萸肉（酒洗蒸去核）五钱　白术五钱（米泔水浸，切去芦，土炒）　青皮（炒）五钱　高良姜四钱　乳香一钱（清成乳头而明者）　没药一钱（去油）　乌药一两　苍术（米泔水浸炒）一两　白芍（酒炒）五钱　三棱五钱（醋炒）　人参五钱　木瓜五钱

上为细末，用后大黄膏为丸。

川大黄一斤（锦纹为佳，研细末）　苏木三两（敲碎用河水五碗煎至三碗，去渣存汁听用）　头红花三两（炒黄色，入好酒一大壶，隔汤煮三炷香久，去渣存汁听用）黑豆三升（淘净用水三碗煮汁，去豆肉，用豆皮为细末入药）

先将大黄末以好米醋三四碗搅匀，以文武火熬膏，如此二遍，次下红花酒、黑豆汁、苏木汁搅开，大黄膏入锅又缓熬成膏取出，如有粘锅

底者刮起焙乾為末和入前眾藥末內以上修合畢完備以蜜和末

如彈子大每服二丸黃酒頓化通口服

一催生用一丸研茶鍾內加蔥白三莖好酒二盞重湯頓熱去蔥攪勻熱服

立刻催下母子保全

一產後兒枕痛惡露不淨者用一丸益母化作汁入沙糖服之立效

一產後頭痛身熱有汗謂之傷風加桂皮三分蔥酒頓化服

一產後言乳加天花粉末歸身穿山甲矢黃各三分共為細末同入

泗內頓化服含乳如將乳頭揉干餘轉其乳湯出

一狂振因染痛于死腹中即車前手童泗化服三丸即下

一產後血黃舌乾鼻中流血通身色點成班酒化服

一產時橫逆難生併胎衣不下以泗化服三丸立下

一產後血暈眼花言亂用芎藥甘菊各三分益湯化服三丸

底者刮起焙干为末，和入前群药末内，以上修制完备，以膏和末如弹子大，每服二丸，黄酒顿化通口服。

一催生用一丸，研茶钟内加葱白三茎，好酒二盅，重汤顿热，去葱搅匀热服，立刻催下，母子保全。

一产后儿枕痛，恶露不净者用一丸煎化作汁，入沙糖服之立效。

一产后头痛，身热有汗，谓之伤风，加桂皮三分，葱酒顿化服。

一产后无乳，加天花粉末、归身、穿山甲、炙黄各三分，共为细末，同入酒内顿化服，令乳母将乳头揉千余转，其乳涌出。

一妊娠因染病，子死腹中，即车前子煎酒化服，三丸即下。

一产后面黄、舌干、鼻中流血、遍身色点成班^①，酒化服。

一产时横逆难生，并胎衣不下，以酒化服，三丸立下。

一产后血晕，眼花言乱，用芍药、甘菊各三分，煎汤化服三丸。

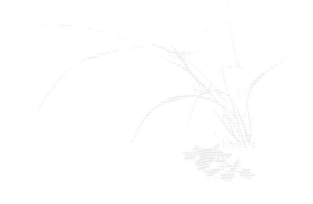

① 班：当作"斑"。

上海蔡氏妇科历代家藏医著集成　蔡氏妇科丸散露酒膏丹辑录

一產後寒熱似瘧非瘧酒化服

一產後四肢浮腫乃血腫非水腫也先用此丹敗血後用利水氣藥方可脫体

一產後失音用甘菊三分桔梗二分萱湯化服

一產後洪痛因未滿月誤食致冷堅硬物致團檀紅湯化服

一產後小腸尿血以雞肝用木通湯化服三丸如大小便不通亦可用此

一產後崩中惡露不止形如肝色渾身潮熱背搏拘急用酒化服三丸

一產後胸膈氣滿嘔逆不安用烏藥湯化服三丸

一產後敗血熱松衝心此見鬼神言語顛倒急以燈草一握黃連二分血湯化服

一婦人經水不調室女血痛經閉用熱酒化服一丸

以上各條不通暑舉都端如產後一切惡疴書myloc未載醫myloc未經但服

此藥辛不三盒一丸未盒再進一二必有奇功珍之秘之

凡服此藥催生頂當正產之候如臨月忽生腹痛或作或止或二日三五日

一产后寒热，似疟非疟，酒化服。

一产后四肢浮肿，乃血肿，非水肿也。先用此丹败血后，用利水气药方可脱体。

一产后失音，用甘菊三分、桔梗二分，煎汤化服。

一产后泄痢，因未满月，误食酸冷坚硬物所致，用橘红汤化服。

一产后小肠尿血如鸡肝，用木通汤化服三丸，如大小便不通亦可用此。

一产后崩中，恶露不止，形如肝色，浑身潮热，背抟拘急，用酒化服三丸。

一产后胸膈气满，呕逆不安，用乌药汤化服三丸。

一产后败血，热极冲心，如见鬼神，言语颠倒，急以灯草一握，黄连三分，煎汤化服。

一妇人经水不调，室女血痼经闭，用葱酒化服一丸。

以上各条不过略举数端，其产后一切异症，书所未载，医所未经，但服此药，无不立愈。一丸未愈，再进一二，必有奇功，珍之秘之。

凡服此药催生，须当正产之候，如临月忽然腹痛，或作或止，或一二日、三五日，

上海蔡氏妇科历代家藏医著集成

蔡氏妇科丸散露酒膏丹辑录

胎水已来腹痛不止者名之弄胎非当产也有一月前忽然腹痛如形产

者此名试月非正产也不论胎水来与不来俱房室坊当静以待之

时至则瓜底蒂落耳即临盆之际腹中急痛胎渐转动胎气壮者转

身易胎气盏者转身难延缓时刻腹痛不已六非正产之候也切不可损

先鸳动混服催生药饵直至腰腹陈痛痛极难忍榖道挺逆以眄大

便眼中流火浆破血来方或中指头脉跳此方是正产之候如不易生乃

可服此徉徉有未至正产误用催药转动非时以致横生遂产不可

不知也

神效黎洞丸

真西黄一钱　冰片一钱　原射香一钱　明雄黄一钱　阿魏一钱　参三七一钱

天竺黄一钱　乳香一钱　没药一钱　山羊血一钱　儿茶一钱　真血竭一钱

生大黄一钱

胎水已来，腹痛不止者，名之弄胎，非当产也。有一月前忽然腹痛如头产者，此名试月，亦非正产也。不论胎水来与不来，俱属无妨，当静以待之。时至则如瓜熟蒂落耳，即临盆之际，腹中急痛，胎渐转动，胎气壮者转身易，胎气虚者转身难，延缓时刻，腹痛不已，亦非正产之候也，切不可预先惊动，混服催生药饵。直至腰腹阵痛，痛极难忍，谷道挺迸如头大，便眼中流火，浆破血来，方或中指头脉跳，方是正产之候。如不易生，乃可服此，往往有未至正产，误用催药，转动非时，以致横生逆产，不可不知也。

神效梨洞丸

真西黄二钱五分　冰片二钱五分　原射香二钱五分　明雄黄二两　阿魏二两　参三七二两　天竺黄二两　乳香（去油）二两　没药二两　山羊血五钱　儿茶二两　真血竭二两　生大黄二两

右藥研為極細末用藤黃水隔湯頓炙十餘次去淨浮膩拌和為丸如
乾少加煉白蜜每丸重四五分或蠟方衣須收貯磁器勿令泄氣
一跌打損傷墜車落馬筋斷骨折瘀血凝結外敷內服
一刀箭中傷外敷內服
一杖中傷外敷內服
一跌打金創成破傷風抽掣牙關緊閉磨服
一中風痰卒然暈倒牙關緊閉磨服
一半身不遂口眼歪斜筋脉拘攣手足麻木磨服
一血積癥瘕瘀血衣不盡服磨服
一驚恐勞力吐血磨服因色怒者不可服
一婦人橫生逆產胞衣不下者磨服
一婦人產後惡血攻心昏暈不醒者磨服

上药研为极细末，用藤黄二两，隔汤顿煮十余次，去净浮腻，拌和为丸，如干少加炼白蜜，每丸重四五分，或蜡为衣，须收贮磁器，勿令泄气。

一跌打损伤，坠车落马，筋断骨折，瘀血凝结，外敷内服。

一刀箭中伤，外敷内服。

一杖中伤，外敷内服。

一跌打金创，成破伤风，抽掣昏闷，磨服。

一中风痰，卒然晕倒，牙关紧闭，磨服。

一半身不遂，口眼歪斜，筋脉拘挛，手足麻木，磨服。

一血积癥瘕，血衣蛊服，磨服。

一惊恐劳力吐血，磨服，因色怒者不可服。

一妇人横生逆产，胞衣不下者，磨服。

一妇人产后恶血攻心，昏晕不醒者，磨服。

一归人产後吹乳腫硬結核磨服

一小兒急慢驚風磨服

一癰疽發背對口惡瘡多名腫毒外敷內服

一肺癰腸癰內潰磨服樹膛者三四服立愈

一馬刀瘰癧年久不愈者磨服

一瘋犬毒蛇咬傷毒氣攻攻敷肉服

一蜂蝎蜈蚣等傷山毒勿敷立愈

一孕婦忌服并不可觸鼻

調藥忌用冷水服藥之日忌服他藥并忌食一切生冷水菓燒酒酸

物犯之恐生地疾此丹專解衒癥生新續筋接骨驱風活化毒喉

除痺痛宣通氣血消腫毒肉可以服外可以敷每服一丸重者二丸小兒每服半

丸或一二分不可太過俱用無灰酒磨化服再飲取辟避風出汗尤效立竝連

一妇人产后吹乳，肿硬结核，磨服。

一小儿急慢惊风，磨服。

一痈疽发背，对口恶疮，无名肿毒，外敷内服。

一肺痈肠痈，内溃磨服极肿者，三四服立愈。

一马刀瘰疬，年久不愈者，磨服。

一疯犬毒蛇咬伤，毒气内攻，外敷内服。

一蜂蝎蜈蚣等伤，小毒外敷，立愈。

一孕妇忌服，并不可触鼻。

调药忌用冷水，服药之日，忌服他药，并忌食一切生冷、瓜果、烧酒、发物，犯之恐生他疾。此丹专能祛瘀生新，续筋接骨，疏风活络，化毒痰，除痹痛，宣通气血，消肿毒，内可以服，外可以敷。每服一丸，重者二丸。小儿每服半丸，或一二分，不可太过，俱用无灰酒磨化服，再饮取醉，避风出汗，其效立至。连

用茶滷磨濃塗之數瘡毒四圍出瘡口

安胎兼老方

當歸下　荆芥木　头甘艸苓　川貝木　羌活下　茯苓苡本下

川芎作　兔絲子苓　枳殼下　白芍苓　祈艾木　厚朴頭七下

砂仁三粒　生薑二片　每月一剂

小金丹　治瘰癧流痰疾瘟乳節乳巖遠年結候至名腫毒
　　　　流

净芸香　白滌水煮百沸　没藥苓　去油　金墨炭十下　五靈脂去油苓　艸烏苓去油苓　為汁炒

者上礜苓　水浸七日毛飯上九蒸九晒　當门子苓　當歸苓　乳香七苓

地歛乾七苓　俱為净末将糯米粉苓調和為丸分作三百个粒每
　　　　粒價三八文

王鑰匙　治喉癬喉蛾風喉蛾疮去風痰解熱毒煎方如普濟消
　　　　飲子茅方最妙

馬牙硝半一两　硼砂五錢　白殭蚕二錢　冰片二錢　為末以紙管吹
　　　　五分入鼻中

用茶卤磨浓，涂之敷疮毒四围，出疮口。

安胎药老方

当归八分　荆芥一钱　炙甘草五分　川贝一钱　羌活八分　炙黄芪一钱八分　川芎八分　菟丝子一钱二分　枳壳（炒）八分　白芍一钱二分　祈艾五分　厚朴头七分　砂仁三粒　生姜二片

每月一剂。

小金丹

治痰瘰，流痰，流疽，乳节，乳岩，远年结痰，无名肿毒。

净芸香（白滚水煎百沸）一两五钱　没药（去油）七钱五分　金墨炭一钱二分　五灵脂一两五钱　草乌（姜汁炒）一两五钱　番土鳖（水浸七日去毛，饭上九蒸九晒）一两五钱　当门子三钱　当归七钱五分　乳香（去油）七钱五分　地龙干七钱五分

俱为净末，将糯米末一两二钱，调和为丸，分作三百八十粒，每粒价二十八文。

玉钥匙

治喉癣、喉风、喉蛾等症，去风痰，解热毒，煎方如普济消饮子等方最妙。

马牙硝一两半　硼砂五钱　白僵蚕二钱半　冰片三分

为末，以纸管吹五分入喉中。

河車膏　補肝腎壯水源除內熱却勞療每服三錢開水送下

蓋此膏

治婦人停經乾血勞疾產後惡露未盡發熱㿉瘕腹痛結
為癥瘕男子勞傷吐血瘀血胸悶等疾氣牙價共之

金櫻膏　治久痢不止遺精

玉鑰匙　此方感受癰疽兩嫩燥金不換尤良

馬牙硝　可半　硼砂　生　白殭蚕　各半　冰片　一字研末吹咽喉

金鎖匙　此方吹喉甚妙

銀硝　癸本水煮　元明粉　一本　自硼砂　一本　雄黃　八半採上粉紅暝大㿉勞

焦山蚕翠

河车膏

补肝肾，壮水源，除内热，却劳瘵，每服三钱，开水送下。

益母膏

治妇人停经，干血劳疾，产后恶露未尽，发热咳嗽，腹痛结为癥瘕，男子劳伤吐血，瘀血胸闷等症，每一两价廿八文。

金樱膏

治久痢不止，遗精。

玉钥匙

此方甚妥，虽妥而嫌燥金，不换尤良。

马牙硝_{一两五钱}　硼砂_{五钱}　白僵蚕_{二钱五分}　冰片_{一字}

研末吹咽喉。

金锁匙

此方吹喉甚燥。

银硝_{一两五钱（水飞）}　元明粉_{二钱}　白硼砂_{二钱}　雄黄_{八钱（拣上好红明大块者，僵蚕四钱）}

河车膏

补肝肾，壮水源，除内热，却劳瘵，每服三钱，开水送下。

益母膏

治妇人停经，干血劳疾，产后恶露未尽，发热咳嗽，腹痛结为癥瘕，男子劳伤吐血，瘀血胸闷等症，每一两价廿八文。

金樱膏

治久痢不止，遗精。

玉钥匙

此方甚妥，虽妥而嫌燥金，不换尤良。

马牙硝（一两五钱）　硼砂（五钱）　白僵蚕（二钱五分）　冰片（一字）

研末吹咽喉。

金锁匙

此方吹喉甚燥。

银硝（一两五钱，水飞）　元明粉（二钱）　白硼砂（二钱）　雄黄（八钱，拣上好红明大块者，僵蚕四钱）

麻药方

川乌　草拇　山　　生　闹杨花　川胡椒

共为细末以烧酒调敷如吃则用三厘白酒冲服

取去偽物如不醒叫以生陽灌之可醒甘草湯以解

戒鸦片烟方　此方可以减半合或力厚者鹿茸换鹿角

鹿茸　甘杞子　安桂　自芨草　川连

当归　沉香　金樱子　西洋参生　远志生

潞薰牙　杜仲　川贝　韭菜　西砂仁

或用酒浸或合丸如验来服此過验此方内另加

鸦片灰照量吃烟之轻重加入　如每日吃一钱者

　　　　　方内加烟灰一钱

稀痘丹方

天麻子三粒　玄韺　　朱砂

朱砂5　射香先研後将天麻子共研一二岁孩儿可藏

　　　　　麝香　五厘

麻药方

川乌一钱五分　荜拨①一钱五分　小半夏（生）一钱五分　闹杨花②八分
川胡椒一钱五分

共为细末，以烧酒调敷，如吃则用三厘，白酒冲服，取出伤物，如不醒则以生汤灌之可醒，甘草汤亦可以解。

戒鸦片烟方

此方可以减半，合或力薄者，鹿茸换鹿角。

鹿茸三钱　甘杞子一两　安桂二钱　白茯苓一两　川连二钱　当归
四钱　沉香二钱　金樱子一两　西洋参五钱　远志五钱　潞党一两　杜仲
一钱五分　川贝三钱　韭采子③一两　西砂仁二钱

或用酒浸，或合丸，如验来服此过验，此方内另加鸦片灰，照量吃烟之轻重加入。如每日吃一钱者，方内加烟灰一钱。

种痘丹方

天麻子三十粒（去壳）　朱砂一钱　麝香五厘

朱砂与射香先研，后将天麻子共研，一二岁孩儿可减

---

① 荜拨：当作"荜茇"。
② 闹杨花：即羊踯躅。
③ 韭采子：当作"韭菜子"。

半合於端午日擦小兒頭頂中心口背心兩手心兩腳

心腳灣手灣兩脇等處

稀痘洗方

川楝子　每歲用一枚煎湯洗浴於夏天擇除日

　　　　洗三次其痘知稀

黃連膏方

真小川連二兩　　血餘灰五錢　滴乳香一兩半　白占五錢

真象皮一斤半　　黃柏二兩　　沒藥一兩半　　黃占一兩

正茅术斤半　　　苦參五錢　　輕粉二兩　　　楮油安

用麻油一斤半上六味先放油內煎枯去楂

然後加入下六味牧膏置磁中聽用

半，合于端午日，擦小儿头顶中心口、背心、两手心、两脚心、脚湾①、手湾、两胁等处。

种痘洗方

川楝子

每岁用一枚煎汤洗浴，于夏天择除，日洗三次，其痘必稀。

黄连膏方

真小川连三钱　　血余灰五钱　　滴乳香三钱　　白占六两　　真象皮片五钱　　黄柏五钱　　没药三钱　　黄占六两　　正茅术片五钱　　苦参五钱　　轻粉三钱　　猪油六两

用麻油一斤半，上六味先放油内煎枯去楂②，然后加入下六味，收膏置磁中听用。

---

① 湾：当作"弯"。后同。
② 楂：当作"渣"。后同。

蔡氏妇科丸散露酒膏丹辑录

正文

193

上海蔡氏妇科历代家藏医著集成　蔡氏妇科丸散露酒膏丹辑录

陽和解凝膏

香麻油 十斤　鮮大力子根葉梗 三斤

活白鳳仙根雷（梗）　二味入油煎枯去楂次日以

工安桂枝　官桂　川附　當歸　大黃

川烏　草烏　薑蠶　地榆　地龍　赤芍

白芷　白歛　白芨　川芎　續斷　防風

荊芥　五靈脂　木香　香圓　陳皮

將諸藥再煎枯濾楂隔宿油冷見過斤兩

每油一斤加桃丹炒透七兩攪和文火漫熬七

至滴水不粘指為度即以湿粗紙罨火以油鍋

移放冷竈上取乳香没藥末各一兩藕合油四

兩射香一兩共研細末入膏攪和半月後攤貼

阳和解凝膏

香麻油十斤　鲜大力子根叶梗三斤　活白凤仙根四两

二味入油煎枯去楂次日以：

上安桂二两　桂枝二两　官桂二两　川附二两　当归二两　大黄二两　川乌二两　草乌二两　姜蚕二两　地龙二两　赤芍二两　白芷二两　白蔹二两　白芨二两　川芎四两　续断一两　防风二两　荆芥二两　五灵脂二两　木香二两　香圆①二两　陈皮二两

将诸药再煎枯沥楂，隔宿油冷，见过斤两，每油一斤，加桃丹炒透七两搅和，文火慢熬，熬至滴水不粘指为度，即以湿粗纸鼍火，以油锅移放冷灶上，取乳香、没药末各一两，苏合油四两，射香一两，共研细末，入膏搅和，半月后摊贴。

① 圆：当作"橼"。

上海蔡氏妇科历代家藏医著集成

蔡氏妇科丸散露酒膏丹辑录

一應爛潰陰疽凍瘡疫癧鶴膝風痛貼

三日可消如潰貼之亦愈

黃治癰疽畏寒貼膏於膜原穴其疽自輕

飛龍丹

麝香二　　大梅片二　腽黃一牙　血竭牙

蜈蚣二条　康青牙　　輕粉半　　膽礬半

杜蟾酥半　乳香牙　　沒葯牙　　寒水石牙

古牛五分

諸葉共为細末端午日虔製為丸辰砂为衣

繡毬丸

川椒为輕粉多　樟腦勺　雄黃為　枯礬勺　水银为

共研細末用大風肉再研勻入松油一兩化烊和

一应烂溃、阴疽、冻疮、痰疬、鹤膝风痛，贴三日可消，如溃贴之亦愈。

兼治疟疾畏寒，贴膏于膜原穴，其症自轻。

飞龙丹

麝香一钱　大梅片一钱　腰黄三钱　血竭一两　蜈蚣十条　康青一两　轻粉五钱　胆矾三钱　杜蟾酥五钱　乳香一两　没药一两　寒水石一两　古牛五十条

诸药共为细末，端午日虔制为丸，辰砂为衣。

绣球丸

川椒一钱五分　轻粉一钱五分　樟脑一钱五分　雄黄一钱五分　枯矾一钱五分　水银一钱五分

共研细末，用大风肉，再研匀，入松油一两化烊和。

药搨匀作丸每丸重一钱次令患者先以此鼻闻

黑虎丹

犀牛黄￥　佗僧￥　珠砂￥　雄黄￥　枯萝￥

细生珠￥　铅粉￥　轻粉￥　百草霜￥　水碾￥

麝香￥　冰片￥

方中整法黑铅生用碾肉嗽火镕化後加水碾生

入礶肉典铅一并炼射置地上涤净令出火毒研

极细再用龙灸火酒洗净煅存性为末与高药

共为细末

卧龙丹　此方古云雷射为此贵不防少许以冰片居之

麝香￥　冰片￥　月石￥　净牙硝￥　不食草￥

牙皂￥　闹杨花￥　细辛￥　川芎￥　灯草灰￥

药捣匀作丸，每丸重一钱，令患者先以鼻闻，次察①患处。

黑虎丹

犀牛黄一钱　佗僧二钱　朱砂二钱五分　雄黄二钱五分　枯矾一钱
细生珠五分（如有真珠，为妙水珠与涟珠亦佳）　铅粉二钱五分　轻粉二钱五分
百草霜一钱　水银五钱　麝香一钱　冰片一钱

方中制法，黑铅五钱，用罐内炭火镕化后加水银五钱入罐内，与铅一并炼好置地上凉净，令出火毒，研极细，再用龙衣一钱，火酒洗净，煅存性为末，与前药共为细末。

卧龙丹

此方甚灵，射香如贵，不妨少许，以冰片为主。

麝香三分　冰片五分（可不用嫌燥）　月石一钱　净牙硝（可炒松用亦可，不用因入鼻太猛）　不食草一钱　牙皂一钱　闹杨花一钱　细辛一钱　川芎灰三钱　灯草灰三钱

① 察：当作"擦"。

治中风中暑心烦腹胀神昏志糊胸膈壅滞

及瘟疫身热霍乱吐泻吹鼻孔内

救急丹

治中暑中暑神香不语武牡热神烦夏月痧疹

原射香　昂次别香

广合香　藕合香　白檀香

工沉香片　广木香　广藿香　大梅片

飞硃砂　明腽黄　工川连　犀牛黄

川朴　飞滑石　降香　细辛

疮方

蜈蚣墨　银硝木　冰片

硫黄本　枯礬本　川连

共研细末以醋猪油调搽

治中风中暑，心烦腹胀，神昏志糊，胸膈壅滞及瘟疫身热，霍乱吐泻，吹鼻孔内。惟月石与硝，嫌其太燥之如割鼻，故不用也。

救急丹

治中热中暑，神昏不语，或壮热神烦，夏日瘀疹。

原射香　广合香（即次射香）　苏合香　白檀香　上沉香片　广木香　广藿香　大梅片　飞朱砂　明腰黄　上川连　犀牛黄　川朴　飞滑石　降香　细辛

疮方

蜈蚣四条　银硝一钱　冰片一分　水银十四文　硫黄一钱　枯矾一钱　川连二钱　槟榔一钱

共研细末，以腌猪油调搽。

上海蔡氏妇科历代家藏医著集成

蔡氏妇科丸散露酒膏丹辑录

又方 初起揭出極靈

氷片芽 水硼芽 大風子油芽

合紅升藥方

淨紅升￼死辰砂￼乳香￼没藥￼南星￼生用

黄升藥方

淨黄升￼真川貝￼腋黄￼

因原升藥猶其太擅貼之必痛故加諸藥取

其淡而且和也

吹喉良方 真如王氏秘傳用於陰虛咽痛最靈

瀰珠￼ 滴乳石￼ 月石￼

西黄￼ 西瓜霜￼ 梅片￼

鼻烟方

又方

初起提出极灵。

冰片_{卅钱半}　水银_{卅钱半}　大风子油_{卅钱半}

合红升药方

净红升_{二钱}　飞辰砂_{二钱}　乳香_{二钱}　没药_{二钱}　南星（生用）_{二钱}

黄升药方

净黄升_{三钱}　真川贝_{三钱}　腰黄_{一钱}

因原升药嫌其太猛，贴之必痛，故加诸药，取其淡而且和也。

吹喉良方

真如王氏秘传，用于阴虚咽痛最灵。

濂珠_{三分}　滴乳石_{二钱}　月石_{三分}　西黄_{三分}　西瓜霜_{五分}　梅片_{一分}

鼻烟方

乾玫瑰花分　仙鶴烟　分　九蔘九晒

上況各末三斤　不食艸分共為細末

萬壽香料

官桂分　桂皮分　大茴分　小茴分　川松分　公丁分

山芎分　良姜分　白芷分　浪苔分　大黃分　均青二分

松皮分　小甘艸分　排艸分　春花分　細辛分　廣皮分

榆粉分　檀為主一分　芸香分

每兩魚料加入末魚分

做皮盡料

白蘞分　碱分　爐灰四升　石灰四升

飲葉柏枝苦湯將○味調和如將醬時鴨盡百個

以料窒之

干玫瑰花<small>一两</small>　仙鹤烟<small>二两</small>

九蒸九晒。

上沉香末<small>三钱</small>　不食草<small>一两</small>

共为细末。

万寿香料

官桂<small>一两</small>　桂皮<small>一两</small>　大茴<small>二两</small>　小茴<small>一两</small>　川松<small>一两</small>　公丁<small>一两</small>　山芳<small>一两</small>　良姜<small>一两</small>　白芷<small>二两</small>　浪苔<small>一两</small>　大黄<small>一两</small>　均青<small>一两</small>　杬皮<small>一两</small>　小甘草<small>一两</small>　排草<small>一两</small>　春花<small>一两</small>　细辛<small>一两</small>　广皮<small>一两</small>　榆粉<small>二两</small>　檀香末<small>二两</small>　芸香<small>一两</small>

每两香料加入末香一两，做皮蛋料。

白盐<small>九两</small>　碱<small>八两</small>　炉灰<small>四升</small>　石灰<small>四升</small>

竹叶、柏枝煎汤，将四味调和如酱，将鸭蛋百个，以料涂之。

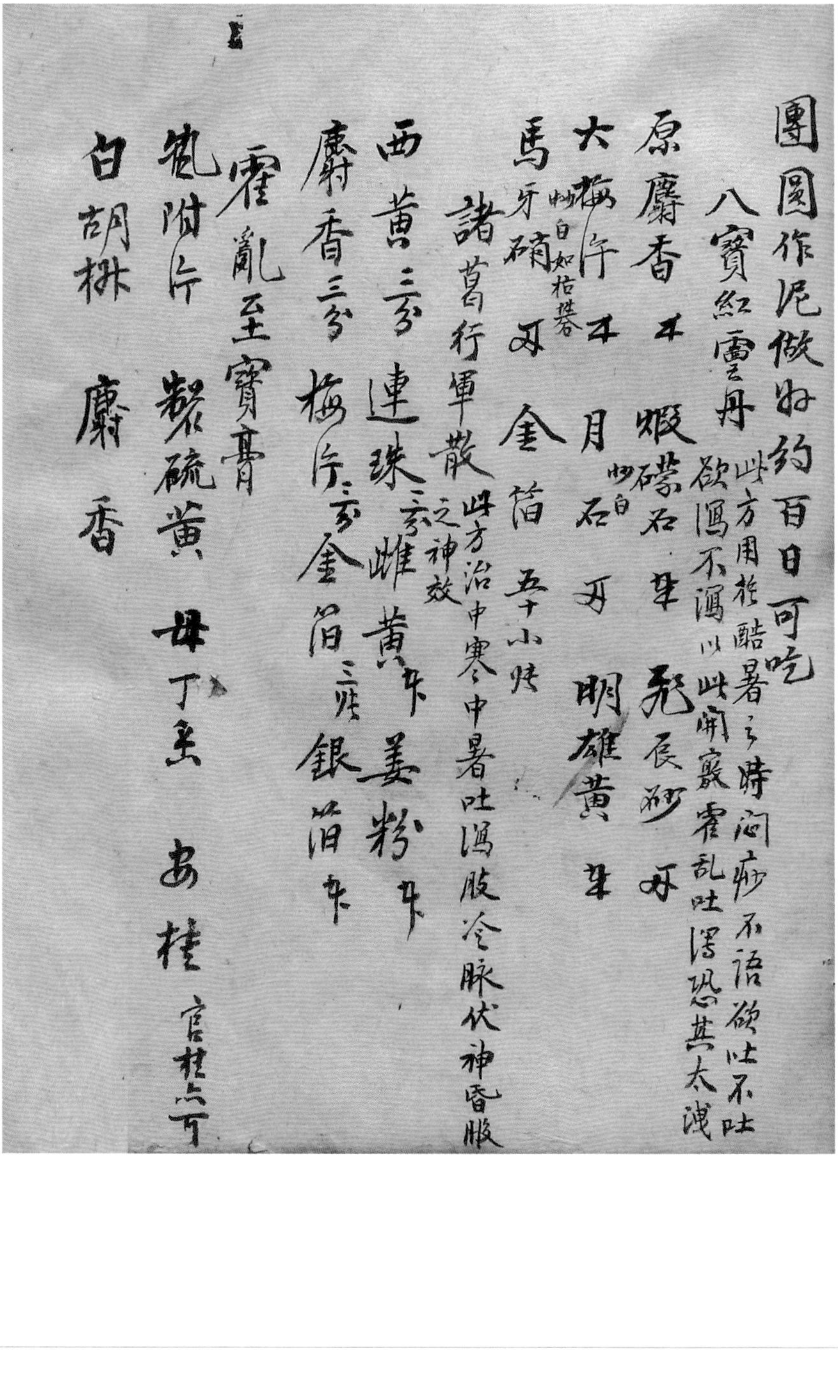
團圓作泥做丸約百日可吃

八寶紅靈丹 此方用於酷暑之時悶痧不語欲吐不吐欲瀉不瀉以此開竅霍乱吐瀉恐其太洩

原麝香 木 煅礞石 丰 飛辰砂 刄

大梅片 木 月石（炒白） 刄 明雄黃 丰

馬牙硝（炒白如枯礬） 刄 金箔 五十小張

諸葛行軍散 此方治中寒中暑吐瀉肢冷脉伏神昏服之神效

西黃 三分 連珠 三分 雌黃 木 姜粉 木

麝香 三分 梅片 三分 金箔 三張 銀箔 木

霍亂至寶膏

製附片 製硫黃 母丁香 安桂（官桂亦可）

白胡椒 麝香

团圆作泥，做好约百日可吃。

八宝红灵丹

此方用于酷暑之时，闷痧不语，欲吐不吐，欲泻不泻，以此开窍，霍乱吐泻，恐其太泄。

原麝香一钱　煅礞石五钱　飞辰砂一两　大梅片一钱　月石（炒白）一两　明雄黄五钱　马牙硝（炒白如枯矾）一两　金箔五十小张

诸葛行军散

此方治中寒中暑，吐泻肢冷，脉伏神昏，服之神效。

西黄三分　连珠三分　雌黄五分　姜粉五分　麝香三分　梅片三分　金箔三张　银箔五分

霍乱至宝膏

熟附片　制硫黄　母丁香　安桂（官桂亦可）　白胡椒　麝香

一粒珠

治一切無名腫毒癰疽背疽寿疮一丸

用人乳化開特陳酒沖服煖卧避風煎

治小兒驚風每粒均作两次送服用鈎

橋紅茶化服此丹药貴峻非凡外科小症

幸勿軽用

西牛黄三　飛辰砂四　蟬酥五寸　香五

滌珠三　雄黄五　梅片五　全山甲五

用全山甲約重五两分作四股灸其灸法用

蔴合油松蘿茶葉醋蔴油灸黄色為度

再入合油打丸每粒重五分

一粒珠

治一切无名肿毒、痈疽发背等症。一丸用人乳化开，将陈酒冲服，暖卧避风，兼治小儿惊风，每粒均作两次送服，用钩勾橘红茶化服，此丹药贵峻非，凡外科小症幸勿轻用。

西牛黄三钱　飞辰砂四钱　蟾酥一钱二分　寸香四钱　濂珠三钱　雄黄四钱　梅片四钱　全山甲五两

用全山甲约重五两，分作四股炙，其炙法用苏合油、松萝、茶叶、醋、麻油炙黄色为度，再入合油打丸，每粒重五分。

玉雪丹　君劳孕妇忌服

一治伤寒时行温疫寒热头痛胸闷骨疼一
二候身热不解神昏谵语用水化服如身
热不尽再进一丸立有奇功

一治痰厥不省人事用陈胆星五分用水冲一丸

一治肝气厥逆不省人事用生决明二两薄荷一茶
化服一丸

一治小儿病疹时疟用西河柳五钱煎汤代一丸
如未退再服一丸轻则半丸亦可

一治癖疽发背脑疽疔毒一切无名肿毒外用
土牛膝研捣汁调丸药半丸敷之内用生甘草
三钱煎汤化服半丸大症用一丸未成者可消
已成者即溃

玉雪丹

虚劳孕妇忌服。

一治伤寒，时行温疫，寒热头痛，胸闷髀酸，一二候身热不解，神昏谵语，开水化服。如身热不尽，再进一丸，立有奇功。

一治痰厥不省人事，用陈胆星五分，开水冲一丸。

一治肝气厥逆，不省人事，用生决明二两，煎茶化服一丸。

一治小儿痧疹时症，用西河柳五钱，煎汤化一丸。如未退，再服一丸，轻则半丸亦可。

一治痈疽发背，脑疽疔毒，一切无名肿毒。外用土牛膝一两，捣汁调丸，药半丸敷之，内用生甘草三钱煎汤化服半丸。大症用一丸，未成者可消，已成者即溃。

一治爛喉痧癧疹延壅塞口喋身㷌命在頃

刻用開水化服一丸徐、灌之立刻四生再

進一丸即愈并治一切咽喉急癥服之立痊

或用薄荷葉三茵茶化服亦可

一治小兒急慢驚風身㷌嘔吐食乳驚悸抽搐

便青用鈎勾不盖茶化服一丸量兒大小每

丸均分四次服之立效如月肉赤子胎驚不乳

用藥一丸分作四四塊研末安在乳頭上與小

兒吃乳同下之立愈如慢驚日久須酌議施治

水安息三　漉珠三　西珀三　淡豆豉三

紫厚朴另川連可生石羔三　驚蟺石三主

廣木香三蒼朮三陳皮三　白螺蜻殻三

生　軍三桂枝三柴胡三小青皮三半夏曲三

大棗仁三前胡三　土貝母三車前子三　大力子三

一治烂喉痧症，痰涎壅塞，口噤身热，命在顷刻，用开水化服一丸，徐徐灌之，立刻回生，再进一丸即愈。并治一切咽喉急症，服之立痊，或用薄荷叶三钱，煎茶化服亦可。

一治小儿急慢风，身热呕吐食乳，惊悸抽搐，便青，用钩勾一钱煎茶化服一丸。量儿大小，每丸均分四次，服之立效。如月肉赤子，胎惊不乳，用药一丸，分作四，四块研末，安在乳头上，与小儿吃乳同下之立愈。如慢惊日久，须酌议施治。

水安息二钱　濂珠三钱　豆卷八钱　西珀三钱　淡豆豉八钱　制厚朴一两　川连一两　生石膏八钱　寒水石一两　鹅管石三钱　广木香八钱　茅术八钱　陈皮八钱　茯苓皮八钱　白螺蛳壳一钱　生军八钱　桂枝八钱　柴胡八钱　小青皮八钱　半夏曲八钱　大麦仁八钱　前胡八钱　土贝母八钱　车前子八钱　大力子八钱

炙甘艸半　廣藿半　枳殼半　荆芥半　秦艽半

犀黃二分　赤芍半　神曲半　六曲半　生白术半

當門子三分　防風半　天花粉半　桔梗半　赤芍半

冰片二分　枳实半　木通半　麻黃半　連喬半

大腹皮　牙皂角陽用

右粗药用陰陽水浸一宿次日晒乾研為細末後入細药

同研极細晒用和入收安息藕合香油外加六神曲界打

漿用萬粗料药細料药一合搗和加入煉白蜜一斤調

每丸一錢五分要晒得乾足然後再入石灰坛中收燥

再用白蠟封固和丸時擇吉慶禮

大悲寶懺禄須誠敬此药照引服用真有起死回生之功于金

不易之良方也

君子修合濟世自利之人其功德豈輕淺哉

　　　工洋張玉書秋制良方

炙甘草八钱　广藿八钱　江枳壳八钱　荆芥八钱　秦艽八钱　犀黄三分

赤苓八钱　神曲八钱　六曲八钱　生白术八钱　当门子三分　防风八钱

天花粉八钱　桔梗八钱　赤芍八钱　冰片三分　枳实八钱　木通八钱　麻

黄八钱　连乔①八钱

大腹皮一两五钱，煎汤用。

上粗药用阴阳水浸一宿，次日晒干研为细末后，入细药同研极细听用，和入水安息苏合香油，外加六神曲四两，打浆用粗料药、细料药一合，捣和加入炼白蜜一斤和丸，每丸一钱五分，要晒得干足，然后再入石灰坛中收胶燥，再用白蜡封固和丸，时择吉虔礼。

大悲宝忏禄，须诚敬此药照引服用，真有起死回生之功，千金不易之良方也。君子修合济世，自利利人，其功德岂轻浅哉。

上洋张玉书秘制良方

---

① 连乔：当作"连翘"。

专治痰核瘰疬恶核瘰鱼口石疽流注阴
疽一切无名肿毒恶疮往往获良方

麝香 一分 净黄丹 一钱 明雄
二分

以上五味共研细末熟磁和成文丸遇以上
等疮病在上部药捏手心痛在下部
药捏延心男左女右而丸据心时遍度
症重君此丸轻者一丸俱末颏头立即消去
偶已破头立时患口缩小石患此食药须现

配于试于验其效如神
此方保密右人严传如药捏手心中
母有黄水流出腥而臭患毒翻为轻
如遇疫疠等疮试之其病迄大使
而出余见申报言之实雄蚕连述得效

室人姑录之

专治痰核、瘰疬、恶核、鱼口、石疽、流注、阴疽、一切无名肿毒、恶疮经验良方。

麝香一钱　白胡椒一两　火硝三钱　黄丹三钱　明矾三钱

以上五味共研细末，热密和成二丸，遇以上等症，病在上部，药握手心，病在下部，药贴足心，男左女右，每丸握六时为度。症重者二丸，轻者一丸。倘未破头，立即消去。倘已破头，立时患口缩小，而患渐愈。药须现配，千试千验，其效如神。

此方系蒙古人所传，如药握手心中，且有黄水流出，腥而黏患处，朝朝到动。如遇痰疬等症试之，其痰从大便而出。余见《申报》言之实确，并连述得效。

此方專治红白痢日積腹痛裡急後重

千試千聽其效如神

川連尹 川柏尹 木香尹 乳香尹

沉香尹 白芍尹 没药尹 滑石尹

辰砂尹 甘竹尹 如大煙灰尹

右藥共拾壹陳共研細末

瘧疾方 其效如神

川貝妙尹 生半夏尹

二味用生薑汁壹茶碗令炒拌炮

此方专治下红痢，日积腹痛，里急后重，千试千验，其效如神。

川连一两　川柏一两　木香一两　乳香一两　沉香一两　白芍（炒）一两　没药一两　滑石一两　辰砂一两　甘草一两

加大烟灰一两。

上药共十一味，共研细末，每服八分。

疟疾方

其效如神。

川贝母一两　生半夏一两

二味共研细末。

二味用生姜汁一茶碗同炒拌吃，每服二分。

爛脚為

氣泼水冰片水羅千石水黄占弓

白占弓　板油身

論夏日發病之由

竊嘗聞夏日發病之由由於暑濕為患但亦知暑濕

之變幼何病而重何證而輕種榆山人乃起而言曰

暑及天云熱氣濕及地中濁氣暑性輕揚善走清道

最易傷肺故李東垣云清暑益氣湯孫思邈之生

脉散皆救肺之方濕性沉著善走下焦故仲聖云

云五苓散子和之桂苓甘露飲皆圖利之品要知

長夏之時火熱能生濕土故暑濕每易相□俠兩

烂脚药

象皮_{五分}　冰片_{五分}　萝干石_{五分}　黄占_{一钱五分}　白占_{一钱五分}
板油_{二两}

论夏日致病之由

窃尝闻夏日致病之由，由于暑湿为患，但不知暑湿之变幻，何病反重？何证反轻？种榆山人乃起而言曰：暑反天之热气，湿反地中浊气，暑性轻扬，善走清道，最易伤肺，故李东垣之清暑益气汤、孙思邈之生脉散，皆救肺之方。湿性沉著，善走下焦，故仲圣之之^① 五苓散子和之桂苓甘露饮，皆利湿之品。要知长夏之时，火热能生湿土，故暑湿每易相并尔。

---

① 之：衍，当删。

其為病也莫重於霍亂莫多於瘧痢茲將致瘧之

因為病之道 約暑言之內經曰夏傷於暑汗大出

出腠理而發因遇淒滄之水寒義藏於皮膚秋傷於風

則病成夫所謂水者因浴腠疎水氣龍衣入所謂寒者

因暑乘涼寒氣暗召於是水寒與暑熱之邪伏於皮

膚之內膜絡之間迫秋風外束而新涼之陰欲入

暑陽從內拒之暑陽欲挾水寒之氣而出新涼之

陰又從外過之陰陽相搏而成瘧之原於暑而發必

因於寒與風經又曰肺素有熱氣盛於身發則陽

氣盛其氣不及於陰而但熱不寒者病名癉瘧此亦

指長夏傷於暑熱至秋涼外變為瘧疾之症也至黐

之時有或早或晚者因暑邪客於風之府由風府下至尾

其为病也，莫重于霍乱，莫多于疟痢。兹将致疟之因，为病之道，约略言之：《内经》曰夏伤于暑，汗大出，腠理开发。因遇凄沧之水，寒藏于皮肤，秋伤于风则病成。夫所谓水者，因浴腠疏，水气袭入；所谓寒者，因暑乘凉，寒气暗召。于是水寒与暑热之邪伏于皮肤之内，膜络之间，迫秋风外束，而新凉之阴欲入，暑阳从内拒之，暑阳欲挟水寒之气而出。新凉之阴又从外遏之，阴阳相搏而成。疟之原于暑，而发必因于寒与风也。《经》又曰，肺素有热气盛于身，发则阳气盛，其气不及于阴而但热不寒者，病名瘅疟，此亦指长夏伤于暑热，至秋凉外变为疟疾之症也。至发之时，有或早或晚者，因暑邪客于风府，由风府下至尾

骸復從尾骸上行之缺盆故發漸早漫行而下故茇

漸遲若夫診之瘧之脉強大滑數則吉沉細代散則凶邪

之淺者病在上焦邪之重者病在下焦當其病之來

也冷如寒冰熱如燔焦如風雨驟至不可遏挪迨病

巳則人復如初此外尚有風寒暑濕瘧食血勞癉疫

鬼牝瘧者法雖周密而治多證中兼見之何前人

拘於傷寒成例動分六經並分子午卯酉寅申巳亥

辰戌丑未為三陰瘧者法雖周密而治多不應者

者何也以夏月暑濕之邪得新涼外束而成自宜

清暑理濕疎風豁痰為主發於日中者病在氣

分發於日暮者病在血分治法以辛涼甘寒之味

在血分佐以和營入絡之品其他兼見之證加法

骶，复从尾骶上行之缺盆，故发渐早；漫行而下，故发渐迟。若夫诊疟之脉，弦大滑数则吉，沉细代散则凶。邪之浅者，病在上焦；邪之重者，病在下焦。当其病之来也，冷如寒冰，热如燔焦，如风雨骤至，不可遏抑。迨病已，则人复如初。此外尚有风寒暑湿、痰食血劳、瘴疫鬼牝疟者，法虽周密而治多证中兼见之何？前人拘于伤寒成例，动分六经，并分子午卯酉寅申巳亥辰戌丑未。为三阴疟者，法虽周密而治多不应者者[①]何也？以夏月暑湿之邪，得新凉外束而成，自宜清暑理湿，疏风豁痰为主。发于日中者，病在气分；发于日暮者，病在血分，治法以辛凉甘寒之味，在血分佐以和营入络之品。其他兼见之证加法

① 者：疑衍。

上海蔡氏妇科历代家藏医著集成

蔡氏妇科丸散露酒膏丹辑录

加減自無不愈昔先哲葉天士先生常從事於

斯道師其為治頗稱應手徐靈胎詆其不用柴

胡者水智者之一失耳夫柴胡乃少陽經正藥

夏月之瘧疾無非暑濕風邪客於衛外與少

陽相去尚遠所以不用柴胡若實在少陽

豈有不用柴胡之理至瘧头邪入於內尤

非暑扶正祛邪不能收功以上皆治瘧大

旨也若夫痢疾一症內經名曰腸澼方

書謂之滯下要皆不外乎暑濕挾食為患

蓋暑濕傷於心之小腸則痢下赤色傷於

肺之大腸則痢下白色氣血兩傷則赤白

相兼然非酒食油膩生冷之積鬱於腸胃

加减，自无不愈。昔先哲叶天士先生常从事于斯道，师其为治，颇称应手。徐灵胎诋其不用柴胡者，水智者之一失耳。夫柴胡乃少阳经正药，夏月之疟疾，无非暑湿风邪，客于卫外，与少阳相去尚远，所以不用柴胡。若实在少阳，岂有不用柴胡之理？至疟久邪入于内，尤非扶正祛邪不能收功，以上皆治疟大旨也。若夫痢疾一症，《内经》名曰肠澼，方书谓之滞下，要皆不外乎暑湿挟食为患，盖暑湿伤于心之小肠，则痢下赤色，伤于肺之大肠，则痢下白色，气血两伤，则赤白相兼。然非酒食、油腻、生冷之积郁于肠胃，

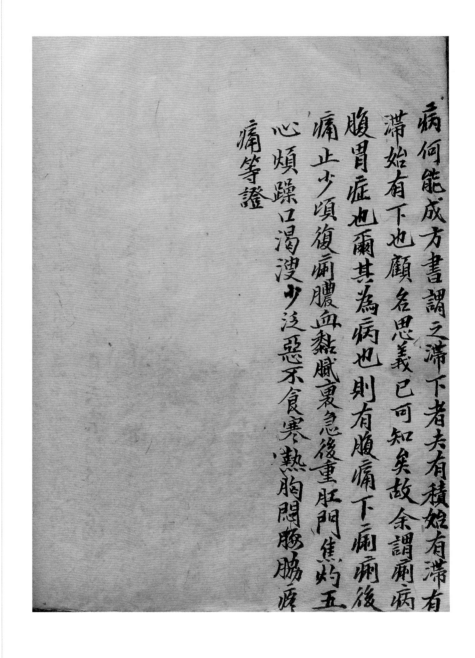

病何能成方書謂之滯下者夫有積始有滯有

滯始有下也顧名思義已可知矣故余謂痢病

腹胃症也爾其為病也則有腹痛下痢痢後

痛止少頃復痢膿血熱膩裏急後重肛門焦灼五

心煩躁口渴溲少泛惡不食寒熱胸悶脇脇疼

痛等證

病何能成？方书谓之滞下者，夫有积，始有滞，有滞始有下也，顾名思义已可知矣。故余谓痢病腹胃症也，尔其为病也，则有腹痛下痢，痢后痛止，少顷复痢，脓血黏腻，里急后重，肛门焦灼，五心烦躁，口渴溲少，泛恶不食，寒热胸闷，腰胁疼痛等证。

一蘇散　蘇全即梗子叶

二香散　香附　木香

三子散　白芥子　紅莱子　莱菔子

四寶散　即罌粟壳海

五反散　白芥反　青反　桑白反

六安散　青蒿　葶藶　厚朴　香藿陳皮　木炙

七消散　飛滑石以莱菔汁　紫蘇汁　萑芙汁　薄荷汁　地力汁　藕汁　姜汁　鹭风

八珍散

十九金散

一苏散

苏全即梗子、叶。

二香散

香附　木香

三子散

白芥子　红（白）苏子　莱菔子

四香散

即四制香附。

五皮散

白苓皮　青皮　桑白皮　焦蒌皮　陈皮

六安散

青蒿　半夏　厚朴　广藿　陈皮　木香

七液散

飞滑石汁　莱菔汁　藿香汁　藕汁　姜汁　紫苏汁　薄荷汁
地力①汁

八珍散

九

十全散

---

① 地力：方言，即荸荠。

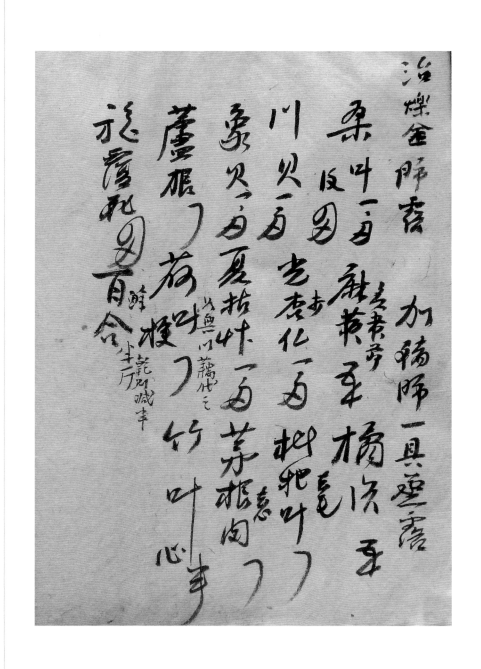

治燥金师香　加稿师一具延唇

桑叶一两　麻黄平　橘饭手

川贝一两　光杏仁一两　枇杷叶丁

象贝一两　夏枯叶一两　茅根肉丁

芦根丁　荷叶丁　竹叶心手

旋覆花丁　百合

治烁金肺露

加猪肺一具蒸露。

桑叶一两　桑皮四两　麻黄五钱（炙麻黄节）　橘核五钱　川贝三两　光杏仁（打）三两　枇杷叶（去毛）一斤　象贝三两　夏枯草三两　茅根肉（去心）一斤　芦根一斤　荷叶梗（此无以藕代之）各一斤　竹叶心半斤　旋覆花四两　百合（鲜）半斤，干则减半

上海蔡氏妇科历代家藏医著集成

蔡氏妇科丸散露酒膏丹辑录

治雪痨秘製肺露

治男婦老幼咳嗽甚寔或傷肺亦可治了

此肺家炒為服之自愈

西洋參八分　歎冬花二分　北沙參八分　枇杷叶二分

上川貝三分　桑白皮　覓麦冬二分　鮮肺弍个

金福露一刃

戒烟方

金狗脊子生　姜三片　鶴虱子　杜仲子炒

蝦龍骨子炒　益干　以杏仁子　川断子

左牡蠣子炙明　党參子　金櫻花干　生甘州干

櫻栗花子煮廣　雲茯參子　懐牛膝子

使君子子　加土皮　牙用水弍碗　煎一碗　逐日藏分

治虚劳秘制肺露

治男妇老幼咳嗽甚密，或伤肺亦可治之，此肺家妙药，服之自愈。

西洋参三两　款冬花三两　北沙参三两　枇杷叶（去毛）三两　上川贝三两　桑白皮二两　苋麦冬三两　鲜肺二个　全福花二两

戒烟方

金狗脊（炙）三钱　生姜三片　鹤虱二钱　杜仲（炒）二钱　煅龙骨二钱　炒盐一钱　叭杏仁（打）二钱　川断二钱　左牡蛎二钱　明党参二钱　全福花（去毛）一钱　生甘草一钱　樱粟花三钱　广郁金二钱　云茯苓二钱　怀牛膝二钱　使君子三钱

加土皮一两，用水二碗，煎一碗，逐日减分。

上海蔡氏妇科历代家藏医著集成

蔡氏妇科丸散露酒膏丹辑录

小兒慢驚風

北細辛外雞蘇蘇散 外蓮附片壹另生石羔壹字

枳黄炭兩醫青雪丸下西羌活弓炙麻黃外

瓜蔓仁三錢 数雄蚕子炒牛蒡三錢淨蝉衣錢

黑元参 弓 然北炒 河水煎

安嗽○分 江申蔡同德秘製

觀音救苦膏

此膏貼治百病武貼武服應驗如神本堂

如法修製有膏有丸有條預備臨症任用

惟藥力重大如服七丸切不可多孕婦忌用

法症列右

小儿慢惊风

北细辛四分　鸡苏散（鸡口）四钱　熟附片三分　生石膏二钱　枳实炭一钱五分　青宁丸五分　西羌活一钱五分　炙麻黄四分　瓜蒌仁三钱　制僵蚕三钱　炒牛蒡三钱　净蝉衣一钱五分　黑元参（盐水炒）一钱五分

河水煎。

每张四分，申江蔡同德秘制。

观音救苦膏

此膏能治百病，或贴或服，应验如神，本堂如法修制，有膏有丸有条，预备临症任用。惟药力重大，每服七丸，切不可多，孕妇忌用，治症列上。

上海蔡氏妇科历代家藏医著集成

蔡氏妇科丸散露酒膏丹辑录

冷哮病

川乌去皮 白附子七钱 川乌七钱 生半夏七钱 将四味必须加工道地

法制用老薑汁制透焙乾为末

白砒三钱 白礬五钱 二味大煆出烟烟净取出冷透用之 以上各取净末

分量不可轻重用神曲糊为丸如白芥菜子天初服十日内用一分十日後用

二分言後用三分白滚汤送下

热哮病

腰黄三钱 雌黄三钱 生山栀七粒晒研 绿豆晃钱晒研 白砒三分

共为细末用米糊为丸如芥子大每服五粒用薄荷汤送下

冷哮病

川乌_{七钱五分}　白附子_{七钱五分}　草乌_{七钱五分}　生半夏_{七钱五分}

将四味必须加工道地，法制用老姜汁制透焙干为末。

白砒_{五钱五分}　白矾_{一两二钱五分}

二味火煅出烟，烟净取出，冷透用之，以上各取净末，分量不可轻重，用神曲糊为丸如白芥菜子大。初服十日内用一分，十日后用二分，二十日后用三分，白滚汤送下。

热哮病

腰黄_{三钱}　雌黄_{三钱}　生山栀_{七粒（晒研）}　绿豆_{四十九粒（晒研）}　白砒_{三分}

共为细末，用米糊为丸如芥子大，每服五粒，用薄荷汤送下。

沉香神曲

沉香丑　廣皮丑　香附㕮　木香丑　枳殼丑　藕薹丑　廣藿丑

青皮丑　桔梗丑　砂仁㕮　荆芥丑　前胡丑　葛根丑　鬱金丑

白蔻生　柴胡丑　厚朴生　查肉三㕮　萊菔子丑艸　蔻生艸　蔻牙

檳榔丑　共為細末小麥粉調勻作麴

衣香料

洋艸㕮　排艸生　芸香三平　毒菔平　氷片平　廣艸平

沉香平　藕合油三平　原射香八分　共為粗末

沉香神曲

沉香一两　广皮一两　香附二两　木香一两　枳壳一两　苏叶一两
广藿一两　青皮(炒)一两　桔梗一两　砂仁一两　荆芥一两　前胡一两
葛根一两　郁金一两　白蔻五钱　柴胡一两　厚朴五钱　查肉三两　莱菔
子一两　草果五钱　草蔻一两　槟榔一两

共为细末，小麦粉调匀作曲。

衣香料

洋草①一两　排草②五钱　芸香三钱　春花二钱　冰片一钱　广草五
钱　沉香三钱　苏合油三钱　原射香五分

共为粗末。

---

① 洋草：即唇形科植物薰衣草 *Lavandula angustifolia*。
② 排草：即排草香，别名香排草。

蕲州坐盤規例

當歸　軍两　赤芍十两　建枝七两　獨活务　象貝軍两　川芎十两

黄柏 斯　七两　桔梗五两　大貝廿两　黄芩十两　杜仲六两　建築十两　常山十两

澤鴻廿两　蒙花十两　白芷六两　棗木六两　防風廿两　常山十两

長錫六两　木通八两　京木廿两　猪苓十两　靈脂六两　茄皮八两

上苑五两　七叶十两　紫胡六两　升麻六两　川松五两　車前十两

香薷六两　黄八两　川芎五两　單角两　活石四两　厚朴十二两

木賊十两　前胡四两　大黄十二两　次丁十两　蒼木四两

腊肉之譜　每斤肉用白糖率　朴硝作　食監率拌和将肉全擅透

立春前二日掛之必掛于灶苗者最隹因有烟氣更炒丸味比大腿
尤隹

衣香料　洋艸丹　排艸年　芸香三年　桑花年　冰片年　廣艸年

射郡沉香三年　藕合油三年　共為粗末

苏州坐盘规例

当归四十两　赤芍十两　建枝七两　独活四两　象贝四十两　川芑十两　黄柏（折文）七两　桔梗五两　大贝卅两　黄芩十两　杜仲六两　建药十两　泽泻廿一两　蒙花十两　白芷六两　藁本六两　防风廿两　常山十两　长钩六两　木通八两　京术廿两　猪苓十两　灵脂六两　茄皮八两　上芪十五两　甘草十两　柴胡六两　升麻六两　川松十五两　车前十两　香薷六两　黄升麻八两　川断十六两　单角十两　活石四两　厚朴十二两　木贼十两　前胡四两　大黄十二两　次丁十两　苍术四两

腊肉之谱

每斤肉用白糖五钱、朴硝五分、食盐五钱，拌和将肉同捏透，立春前二日挂之，如挂于灶前者最佳，因有烟气更妙，其味比火腿尤佳。

衣香料①

洋草一两　排草五钱　芸香三钱　春花二钱　冰片一钱　广草五钱　射香五分　沉香三钱　苏合油三钱

共为粗末。

---

① 注：此方组成与 P241 相同，疑衍。

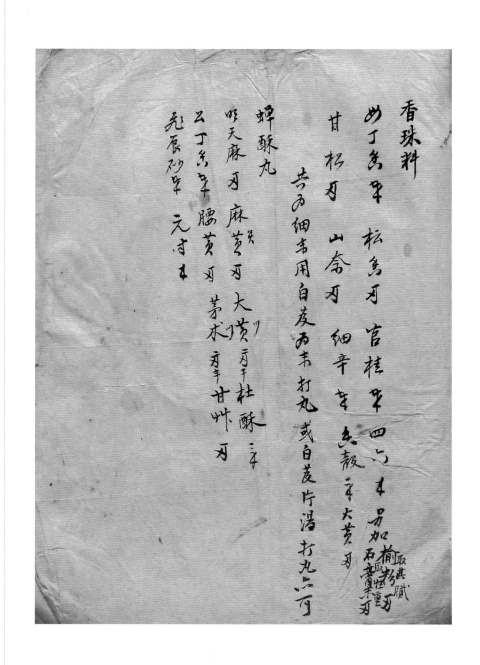

香珠料

如丁香半 枝香牙 官桂半 四只 木 另加 榆皮（取其腻） 杉皮（取其性） 石荸荠（取其性） 栗牙

甘松牙 山奈牙 细辛半 丸粒半 大黄牙

共为细末用白芨两末打丸或白芨片温打丸二只

蝉酥丸

叫天麻牙 麻黄牙 大黄牙 杜酥三半

云丁香半 腰黄牙 苍术牙 甘艸牙

飞辰砂半 元寸本

香珠料

母丁香_{五钱}　枟^①香_{一两}　官桂_{五钱}　四六_{一钱}　甘松_{一两}　山柰^②_{一两}　细辛_{五钱}　香壳_{二钱}　大黄_{一两}

另加榆粉一两（取其腻），石膏末一两（取性重）。

共为细末，用白芨为末打丸，或白芨片汤打丸亦可。

蝉酥丸

明天麻_{一两}　麻黄_{（炙）一两}　大黄_{（炒）二两}　杜酥_{三钱}　公丁香_{五钱}　腰黄_{一两}　茅术_{二两半}　甘草_{一两}　飞辰砂_{五钱}　元寸_{一钱}

① 枟：疑作"芸"。
② 柰：原作"奈"，据文义改。

上海蔡氏妇科历代家藏医著集成

蔡氏妇科丸散露酒膏丹辑录

蔡製丸散露酒膏丹

仿林三才丸

每瓶兩瓦癮一錢服丸卅粒計重三分癮大照加苟服卅
粒亦能抵癮不必加矣十天之後日減一粒最為上策
倘不敢減擡服地字亦可完功

天字花（砂仁製同炒）

明黨　木辰　木香翠　淮膏
壞膝　枸杞　甘艸　
御米克　車前　旋覆　妻皮
白□　法夏　知母　遠志
猪癮　青皮　首烏　棗仁

灰十兩　糯米和羹　泛丸俚每計一千粒
五兩　藥粉十五兩加鹽水少許

蔡制丸散露酒膏丹

仿林三才丸

每瓶一两，凡瘾一钱，服丸卅粒，计重三分。瘾大照加，苟服卅粒，亦能抵瘾，不必加矣。十天之后，日减一粒，最为上策，倘不敢减，接服地字亦可完功。

天字

明党_{四两}　木瓜_{三两}　木香_{一两五钱}　淮药_{三两}　于术（砂仁拌回炒）三两　怀膝_{三两}　枳壳_{二两}　甘草_{八钱}　御米壳_{四两}　车前_{三两}　旋覆（煎汤）四两　蒌皮_{四两}　白苓_{五两}　法夏_{三两}　知母_{三两}　远志_{三两}　猪苓_{五两}　青陈皮_{各三两}　首乌_{四两}　枣仁_{三两}　灰_{十两}　□_{五两}　药粉_{十五两}

加糖水和姜盐水少许，泛为细丸，每两计一千粒。

人字

地字

明党 □ 丹皮 □ 宋愛 □ 樱花 □
於术 □ 白芍 □ 陈皮 □ 知 □
远志 □ 枣仁 □ 姜皮 □ 廿料 □
淮药 □ 首乌 □ 木香 □ 懷膝 □
妙远志 □ 楷 □ 姜皮 □ 懷膝 □
车前 □ 杜塘牙 □ 白芍 □ 木瓜 □
坚上藏半 皮 □ 白芍 □ 红枣 □

漪盍 □ 杜仲 □ 青皮 □ 生姜
黄芪 □ 杞子 □ 陈皮 □ 白芍 □
多归 □ 枣仁 □ 姜皮 □ 杜塘牙 □
远志 □ 知母 □ 首乌 □ 白芍 □
於术 □ 宋愛 □ 淮药 □ 御李売 □ 懷膝
木瓜 □ 红枣 □ 丹皮 □ 懷膝 □
　　金櫻 □ 　　生姜

地字

明党四两　丹皮三两　宋夏三两　樱壳四两　于术三两　白苓七两　青陈皮各二两　知母三两　熟地（砂仁末炒松）　枣仁三两　蒌皮四两　甘草八钱　远志三两　猪苓五两　木香一两　怀膝三两　淮药（炒）三两　首乌四两　旋覆（煎汤）四两　木瓜三两　车前三两　牡蛎八两　白芍三两　红枣四两

照上减半，灰五两，皮二两五钱，药粉廿二两半，合成三十两，生姜三钱，红糖四两，淡盐少许，煎汤。

人字

潞党三两　杜仲三两　青陈皮（炙）各二两　白芍三两　黄芪三两　杞子二两　蒌皮四两　牡蛎八两　当归三两　枣仁三两　首乌四两　甘草一两　远志三两　知母三两　淮药三两　御米壳四两　于术三两　宋夏三两　丹皮二两　怀膝三两　木瓜三两　红枣（煎汤泛丸）四两　全福花（煎汤泛丸）四两　生姜（煎汤泛丸）三钱

木香□ 红糧□ 益當□代

亚上又減半 庆方年 戊丑各半 藥粉廿六兩各半 合成三十兩

新瘟補腦丸 碟砂為衣

滋薈□　黄芪□　淮荷□　陳皮□
明薹□　天冬□　白冬□　木香□
於术□　玉竹□　懷膝□　杜仲□
熟地□　初□　　木反□　美竹□
產棗□　耳皮□　杞子□　遠志□
車前□　首烏□　法夏□　白芍□
東仁□　牡塘□　御米殼□　柱覆□

木香_{一两}　红糖（煎汤泛丸）四两

照上又减半，灰二两五钱，皮一两二钱半，药粉廿六两半，合成三十两。

断瘾补脑丸

朱砂为衣。

潞党_{四两}　黄芪_{三两}　淮药_{三两}　陈皮_{二两}　明党_{四两}　天冬_{三两}　白苓_{五两}　木香_{一两}　于术_{三两}　玉竹_{三两}　怀膝_{三两}　杜仲_{三两}　熟地_{四两}　知母_{三两}　木瓜_{三两}　炙草_{一两}　蒺藜_{三两}　丹皮_{二两}　杞子_{二两}　远志_{三两}　车前_{三两}　首乌_{四两}　法夏_{三两}　白芍_{三两}　枣仁_{三两}　牡蛎_{八两}　御米壳_{三两}　旋覆花_{四两}

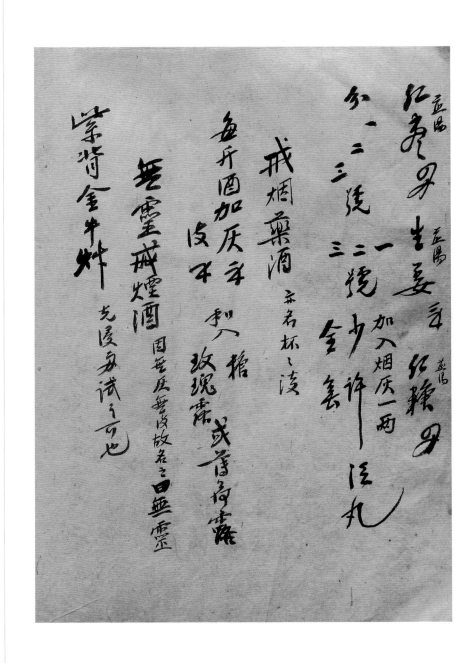

紅棗_{五两}另 生姜_{五两} 紅糖_{五两}另

外二三煎 二煎 一 加入烟灰一两
三煎 少許 全集 注丸

戒烟藥酒 亦名杯之渡

每斤酒加灰半 收不 和入糖

玫瑰露 或青高露

無靈戒煙酒 因無灰無渣故名之曰無靈

掌将金牛料 先浸母試之可也

红枣（煎汤）四两　　生姜（煎汤）三两　　红糖（煎汤）四两

分一二三号，一二三号加入烟灰一两，少许全无泛丸。

戒烟药酒　亦名杯杯淡。

每升酒加灰二钱、皮一钱，和入糖、玫瑰露或薄荷露。

无灵戒烟酒，因无灰、无皮，故名之曰无灵。

紫背金牛草，先浸二两，试之可也。

另行市戒烟丸每包　　文　　凡瘾不服丸五分

藥秤二兩　皮一两　甚不合算　加庆母

明查母
楷辱母
白唇皮母
砂仁母
知母母

宋爱二母
正枳亮母
煨木香母
怀膝母
廿艸母

薑皮母
妙清皮各母
煨枇斛母
首烏母

全福食母　益陽
草前母
淮背母

蓝陽
木辰母
御米殼母
炮姜母

加江橘母
生姜三
盐半钱
益肠生灰汪

另售门市戒烟丸，凡瘾一钱，服丸五分，每包文。

药粉二十两，加灰四两、皮二两，甚不合算。

明党三两　宋夏三两　蒌皮四两　全福花（煎汤）四两　猪苓五两 焦枳壳三两　炒青陈皮各二两　焦车前三两　白苓皮五两　煨木香一两 煅牡蛎八两　淮药三两　砂仁一两　怀膝三两　甘草一两　首乌四两　白 术三两　木瓜三两　御米壳四两　炮姜八钱　知母三两

加生姜三钱、红枣四两、红糖四两、盐少许，煎汤左灰泛。

霍亂吐瀉應急方

惨矣哉霍亂吐瀉之危亘急也半死於治之不速半死醫之不

善可勝言哉然即治之速醫之善而猶死者巫人之手剞

尤憾蓋既吐後瀉腸胃之液耗矣但求冷食巫人以雪水

西瓜莘芳妙藥適令病人之心其初吃地殊覺清涼旋又遞

吃丰有不致諸死地而後已即或有一二生者無非由藥太溫

燥暑温化热而上蒸病人正在壯年假此以暫煨其火然百不得

一耳牽既辭而帯聞何忍置若罔聞不揣孤陋擬此數味應

急一時亦取人家之有且便耳夫而後遞服後方雖非操活

人之責而已急遽慎之慇頃質諸全遁長先生侑有简

便庶效之方祈即函訊示知再行補刊傳送幸甚望甚

霍乱吐泻应急方

惨矣哉！霍乱吐泻之危且急也，半死于治之不速，半死医之不当，可胜言哉？然即治之速，医之当，而犹死于巫人之手，则尤憾盖既吐复泻，肠胃之液耗矣，但求冷食，巫人以雪水、西瓜等为妙药，适合病人之心，其初吃也殊觉清凉，旋又递吃，未有不致诸死地而后已。即或有一二生者，无非由药太温燥，暑湿化热而上蒸，病人正在壮年，假此以暂熄其火，然百不得一耳。余既辞而弗阅，何忍置若罔闻，不揣孤陋，拟此数味，应急一时，亦取人家之有且便耳。夫而后递服后方，虽非操活人之券而已，危迟误之惄顾，质诸之同道长先生，倘有简便愈效之方，祈即函致示，知再行补刊，传送幸甚望甚。

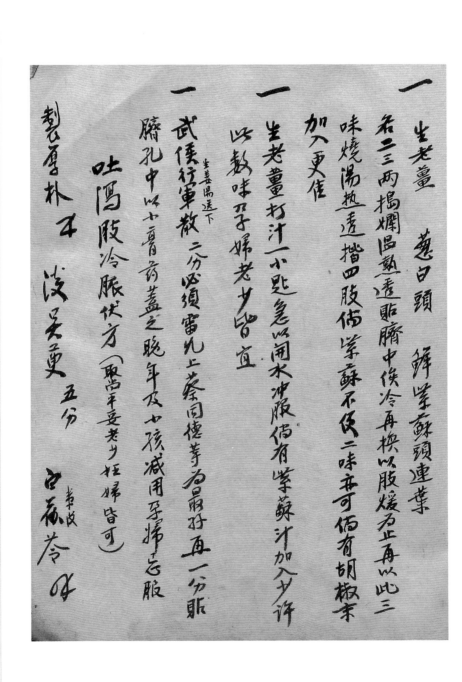

一　生老薑　蔥白頭　鮮紫蘇頭連葉
各二三兩搗爛溫熟透貼臍中俟冷再換以股煖乃止再以此三
味燒湯熱透擦四股偏紫蘇不便二味亦可偏有胡椒末
加入更佳

一　生老薑打汁一小匙急以開水冲服偏有紫蘇汁加入少許
以熱味孕婦老少皆宜

一　武侯行軍散　二分必須富丸上蔡同德葦為最好再一分販
臍孔中以十膏膏蓋之晚年及小孩減用孕婦忌服
生薑湯送下
吐瀉股冷脈伏方（取嘔平妥老少狂婦皆可）

製厚朴□　淡吳茰五分　白蔻苓□

一生老姜、葱白头、鲜紫苏头连叶。

各二三两捣烂，温热透贴，脐中俟冷，再换以肢暖为止，再以此三味烧汤热透，揩四肢。倘紫苏不便，二味亦可，倘有胡椒末加入更佳。

一生老姜打汁一小匙，急以开水冲服，倘有紫苏汁加入少许，此数味孕妇老少皆宜。

一武侯行军散（生姜汤送下）二分，必须雷允上、蔡同德等为最好，再一分贴脐孔中，以小膏药盖之，晚年及小孩减用，孕妇忌服。

吐泻肢冷脉伏方（取尚平妥，老少妊妇皆可）

制厚朴一钱　淡吴萸五分　白茯苓（带皮）四钱

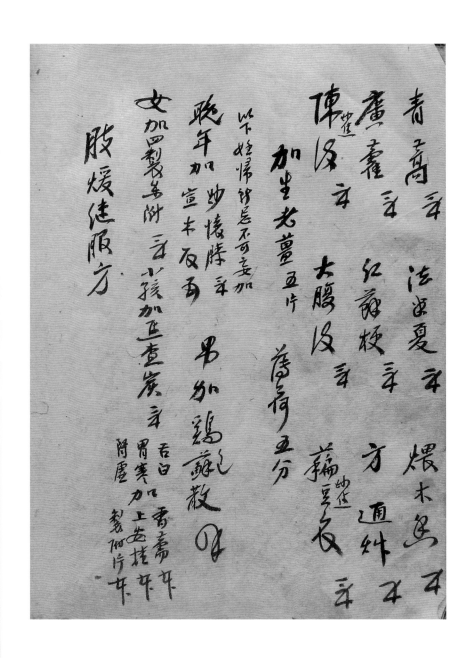

青蒿三钱　法半夏二钱　煨木香一钱　广藿三钱　红苏梗三钱　方通草一钱　陈皮（炒焦）二钱　大腹皮三钱　扁豆衣（炒焦）三钱

加生老姜五片、薄荷五分。

以下妊妇所忌，不可妄加。

晚年加炒怀膝三钱、宣木瓜一钱五分，男加鸡苏散（包）四钱，女加四制香附三钱，小孩加焦查炭三钱，舌白胃寒肾虚加香薷五分、上安桂五分、制附片五分。

肢暖继服方

上海蔡氏妇科历代家藏医著集成

蔡氏妇科丸散露酒膏丹辑录

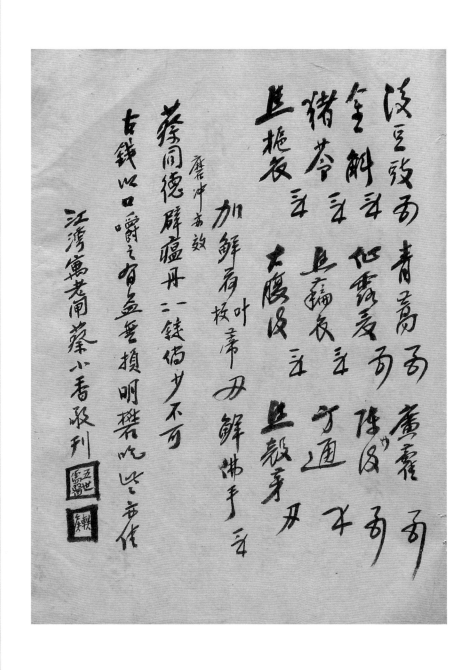

凌豆豉一钱五分　青蒿一钱五分　广藿一钱五分　金斛三钱　仙露麦一钱五分　陈皮（炒）一钱五分　猪苓三钱　焦扁衣三钱　方通一钱　焦栀衣三钱　大腹皮三钱　焦壳芽一两

加鲜荷叶梗蒂一两、鲜佛手三钱，磨冲亦效。

蔡同德辟瘟丹一二锭，倘少不可。

古钱以口嚼之有益无损，明矾吃些亦佳。

江湾寓老闸蔡小香敬刊。

去脚大仙方　各不研末再丸卅粒每朝一粒不可间断自经净即吃必孕　？博量

川大黄　川乌　白豆蔻　细辛　枳壳

炒豆蔻

肝胃气丸　各不为末再细丸如入洋烟三分如痛极服五久分即效重者加之

没药更　川连片　木香　没药　硝砂再衣

加味行军散方　各不左研细末加金箔百张

珠黄香水姜黔雄精金箔捶清硝煅月石

赤脚大仙方

各一钱，研末为丸卅粒，每朝一粒，不可间断，自经净即吃必孕。

川大黄　川乌　白豆蔻　细辛　枳壳　炒豆蔻

肝胃气丸

各一钱为末，为细丸，加入洋烟二三分，如痛极服五六分即效，重者加之。

淡吴萸　川连片　木香　法夏　朱砂为衣

加味行军散方

各一钱，同研细末，加金箔百张。

珠黄　香冰　姜粉　雄精　金箔　提清硝　煅月石

杜製红靈丹

麝香 半半　月石 丹　老硝 丹　礞石 丹　雄精 丹　辰砂 丹

此方分量特别加倍杜製杜有效驗

白喉痧救急方

氷片二分以芦筍先吹喉起後心　大黄 半　元明粉 半

台青熱之品煎服以米汁如嫩吞不則下更衣而喉自利瘥

卯邬体矣此治实症不可悮治虚症_____

清心丸

杜制红灵丹

麝香三钱　冰片三钱　月石一两　芒硝一两　礞石一两　雄精一两
辰砂二两

此方分量特别，故曰杜制，极有效验。

白喉痧救急方

冰片二分，以少许先吹喉，然后以大黄三钱、元明粉三钱合清热之品煎服，以冰片如数吞下，则下更衣而喉自利，痧即外布矣。此治实症，不可误治虚症，至要！

清心丸

專治一切時疫癥氣眩暈舟車水土不服胸悶胃呆

氣喘咳嗽頭目暈眩目汗身熱等症服之清心安神

開胃舒氣久之百病全消

〇健腦丸

硼砂　不　以貝　牛　製里爱　半

万加白荅生　石零吃

廿牌丹　廣荷生　青鹽　少許

夫腦為一身之主得清氣則體安氣濁則病亡先天

不足肝腎失養或煙酒婦傷或感邪目大以致霄

眩花或腦漏等症苑補腎舒肝祛風養食血每

专治一切时疫瘴气，眩舟眩车，水土不服，胸闷胃呆，气喘咳嗽，头目晕眩，自汗身热等症，服之清心安神，开胃舒气，久之百病全消。

甘草<small>一两</small>　薄荷<small>五钱</small>　青盐<small>少许</small>　硼砂<small>一钱</small>　川贝<small>五钱</small>　制半夏<small>三钱</small>

可加白苓五钱，可零吃。

健脑丸

夫脑为一身之主，得清气则体安，气浊则病。凡先天不足，肝肾失养，或烟酒两伤，或感邪日久，以致两目眩花，或脑漏等症。此丸补肾舒肝，祛风养血，每

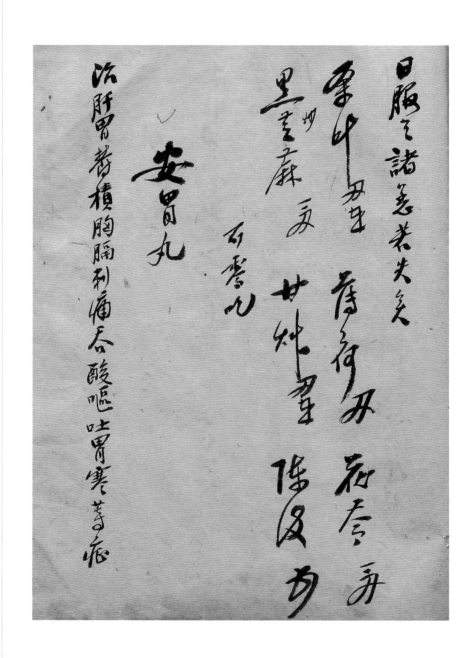

日服之，诸恙若失矣。

　　桑叶一两五钱　薄荷一两　茯苓三两　黑芝麻（炒）三两　甘草一两五钱　陈皮一钱五分

　　可零吃。

安胃丸

治肝胃郁积，胸膈刺痛，吞酸呕吐，胃寒等症。

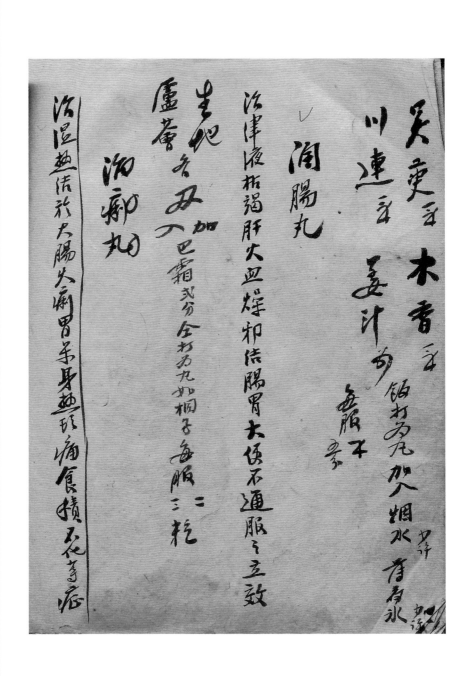

吴萸　木香　

川连　姜汁句　每服不？

润肠丸

治津液枯竭肝大血燥邪结肠胃大便不通服之立效

生地　卢荟各二　加巴霜二分全打为丸如桐子每服三粒

润邮丸

治温热清於大肠火痛胃弱身热泛痛食积石花等症

吴萸<small>三钱</small>　木香<small>三钱</small>　川连<small>三钱</small>　姜汁<small>一钱半</small>

饭打为丸，加入烟水少许，薄荷冰少许，每服一钱五分。

润肠丸

治津液枯竭，肝火血燥，邪结肠胃，大便不通，服之立效。

生地、芦荟各一两，加入巴霜二分，同打为丸如桐子，每服二三粒。

治痢丸

治湿热结于大肠，火痢胃呆，身热头痛，食积不化等症。

上海蔡氏妇科历代家藏医著集成　蔡氏妇科丸散露酒膏丹辑录

止痢散

伏暑秋邪湿热蕴蓄清晨风身热不食积久停腹痛
如利大便不畅赤白痢疾等症服之神效

乳香　沉香　木香　滑石
没药　白芍　硃砂　烟灰
黄柏　甘草　黄连

共研细末红用
江糖汤白用白
糖汤每服三分

止衄散

专治肺阴亏耗骨蒸潮热咳嗽吐痰咽喉枯燥

止痢散

伏暑秋邪，湿热不清，畏风身热，食积久停，腹痛如刺，大便不畅，赤白痢疾等症，服之神效。

乳香_{一钱}　沉香_{一钱}　木香_{一钱}　滑石_{一钱}　没药_{一钱}　白芍_{一钱}

朱砂_{一钱}　烟灰（须干透）_{一钱}　黄柏_{一钱}　甘草_{一钱}　黄连_{一钱}

共研细末红用。红糖汤，白用白糖汤，每服二分。

止衄散

专治肺阴亏耗，骨蒸内热，咳嗽吐痰，咽喉枯燥，

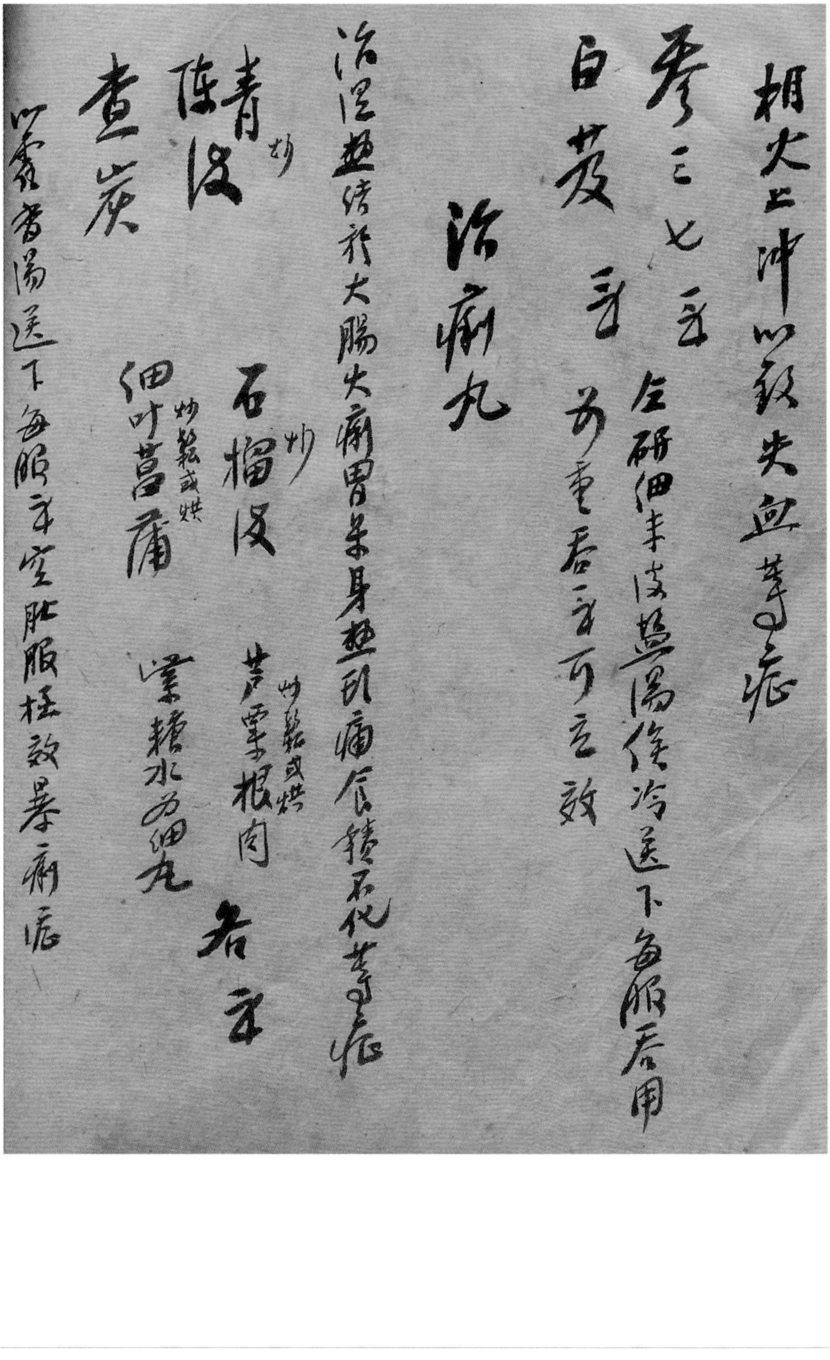

相火上冲以致失血等症

参三七 三钱
白芨 三钱
合研细末淡盐汤候冷送下每服吞用
另重吞一钱可立效

治痢丸

治湿热结于大肠失痢胃呆身热腹痛食积不化等症

青皮 炒
陈皮
查炭
石榴皮 炒
细叶菖蒲 炒炭或烘
芦粟根肉 炒炭或烘
各钱
業糟水为细丸
以藿香汤送下每服三钱空肚服极效暴痢症

相火上冲，以致失血等症。

参三七三钱　白芨三钱

同研细末，淡盐汤俟冷送下，每服吞用一钱五分重，吞三钱可立效。

治痢丸

治湿热结于大肠，火痢胃呆，身热头痛，食积不化等症。

青陈皮（炒）　石榴皮（炒）　芦粟根肉（炒松或烘）　查炭　细叶菖蒲（炒松或烘）　紫糖水为细丸各二钱

以藿香汤送下，每服二钱，空肚服极效，暴痢症。

明目雅心散

頂生磧　木必子一粒　冰片一分

白蔻肉○粒　麝香少許可○

全研細末以一○用棉花粘之凡左目盞右目一日兩換不特

書眼見功而二三月之心五可於三天中新去真神方也

四聖散

專治熱入血室邪隔萃危症桂敢

珠粉　辰砂

血珀　犀黄各分　和服二分　赶○分○

明目移心散

木鳖子（经生磋）一粒　　冰片一分　　白蔻肉四粒　　麝香少许可否

同研细末，以一分用棉花衣包之，凡左目塞右鼻，一日两换，不特赤眼见功，而一二月之心亦可，于三天中移去，真神方也。

四圣散

专治热入血室邪陷等危症，极效。

珠粉　　辰砂　　血珀　　犀黄等分

每服二分起，四分止。

清定命熱陳痰散

專治些痰上壅喘嗽危店

珠粉二分　犀黃一分　四圓末二分　重子玉服四分　輕子二分

專治氣喘痰飲不時平外莘店

定喘化痰丸

白芥子三錢　吳萸三錢　當歸好以逆二錢

法半夏三錢　木朱三錢　膽星玉萎什

謹藥荸薺沙沙信辰砂為衣每服五六武陳皮湯下一錢

化痰丸

清热除痰散（定合）

专治热痰上壅，喘厥危症。

珠粉二分　犀黄一分　川贝末三分

重者每服三四分，轻者二分。

（有）定喘化饮丸

专治气喘痰饮，不能平卧等症。

白芥子三钱　吴萸三钱　川连三钱　法半夏三钱　木香三钱　姜汁

一钱五分

加洋药薄荷冰水，泛细丸，每服五分或一钱，陈皮汤下。

化痰丸

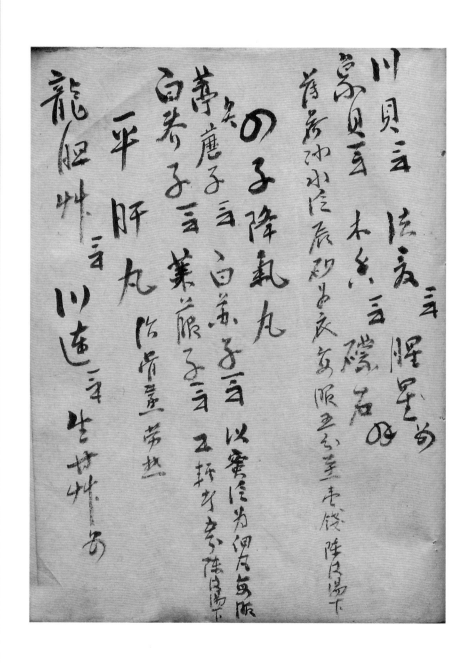

川贝三钱　法夏三钱　腥星一钱五分　象贝五钱　木香三钱　礞石四钱

薄荷冰水泛辰砂为衣，每服五分至一钱陈皮汤下。

四子降气丸

葶苈子（炙）三钱　白苏子三钱　白芥子三钱　莱菔子三钱

以蜜泛为细丸，每服一钱，轻者五分陈皮汤下。

平肝丸

治骨蒸劳热。

龙胆草三钱　川连三钱　生甘草一钱五分

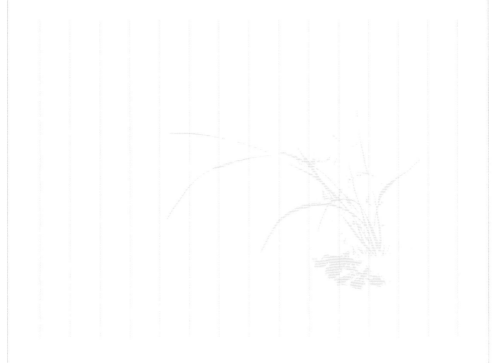

和杨再仰丸 加菖蒲仰夕许每服完或不

安神丸 路心神忧愁惊悸勤狂孝
定心志忘不可久服

煅研石 三 洪远志 三 每服一
钱或八分

飞辰砂 三 生甘艸 三

玉雪散 久病头洞睌年庚大每
定心 服三分点洞以宣延年正
一曲之朝睌两服

瀧朱 三 川贝 三分 全研细末
一百玉咀口安心神一服轻送而宣师气

和饭为细丸，加薄荷冰少许，每服五分或一钱。

安神丸

治心神恍惚，惊悸颠狂等症，不可久服。

煅^① 磁石三钱　淡远志三钱　飞辰砂三钱　生甘草三钱

每服五分或八分。

（定合）玉雪散

久病失调，晚年痰火，每服二三分，亦调理家延年之一助也，朝晚可服。

濂珠二分　川贝二分

同研细末。

一取重镇以安心神，一取轻清而宣肺气。

---

① 煅：当作"煅"。

藏痨丸　治痨疾

川贝母　　　生姜三钱

象贝母　　　生姜三钱

　　叶麝霜水加洋参也，许为丸，每服三分至五分限

二　浮心丸　治心火盛，灼俘于风狂，每服极佳

黄连

黄芩　　　也，忧心如焚，每服

二　降浮丸　治伤风失音且痰鸣气促

黄芩

麻黄　　大黄三　生姜　　光杏仁

截疟丸

治疟疾。

川贝三钱　法夏三钱　象贝三钱　生夏三钱

姜汁、薄荷霜水加洋药各少许为丸，每服三分至四分限。

二黄泻心丸

治心火焦灼，将有风狂之象，脉旺者极佳。

黄连一钱五分　生草一钱五分

等分为细丸，每服五分、八分。

三黄降逆丸

治伤风失音，且痰鸣气促。

麻黄（炙）一钱　大黄三钱　生草五分　光杏仁（打）一钱五分

为细丸每服⋯⋯及八分

保胎丸治固⋯向嗽⋯损之虚

远志三三　川贝三三　甘州　百部⋯

加肖芳沖⋯每服八分或⋯

镇遂⋯中丸　胃不化⋯

吴英三三　孩桂三三　远志三三　甘州⋯

碌石三三　木贝⋯

胖胃⋯丸⋯

附子⋯乾姜三三　甘州⋯

为细丸，每服五分及八分。

保肺丸

治因热而嗽，将有入损之象。

远志三钱　川贝三钱　甘草一钱五分　百部一钱五分

加薄荷冰水为细丸，每服八分或一钱。

镇逆理中丸

治呃逆、阴虚、寒痰结胸、脾胃不化等。

吴萸三钱　猛桂三钱　远志三钱　甘草一钱五分　磁石三钱　木香一钱五分

另细丸，辰砂为衣，加薄荷水、洋药汁、姜汁少许，每服五分或一钱。

脾肾振弱丸

治寒霍乱及肢冷脉伏喘逆危疾，虚不受补之时。

附子三钱　猛桂三钱　干姜三钱　甘草一钱五分

为细丸，加姜汁、洋药水，辰砂为衣，每服五分至八分为限。

上海蔡氏妇科历代家藏医著集成

蔡氏妇科丸散露酒膏丹辑录

传尸一钱 生死

獭肝三□ 川连三□ 生姜三□ 等分
以饷糊为丸

常病百药不效每朝夜服此丸五分至
八分至一钱之七钱之七钱七

遵□积丸

莪术三□ 蒲黄三□ 全为细丸 陈皮汤下
三棱三□ 五灵脂三□ 每服王式陈酒亦可
送下

小儿痞积丸

五谷虫开 山查肉开 以□饭锅打烂为
细丸 每服王式吃果药

传尸一线生丸

獭肝三钱　　川连三钱　　生草三钱

等分，以饭和为细丸。

劳病有药不效，每朝夜服，此丸五分至八分，亦一线之生路也。

导积丸

莪术三钱　　蒲黄三钱　　三棱三钱　　五灵脂三钱

同为细丸，陈皮汤下，每服一钱，或陈酒亦可送下。

小儿疳积丸

五谷虫一两　　焦查肉一两

以焦饭锅打烂为细丸，每服一钱，或吃末药。

神效胡蘆丹　治臁瘡无眼瘡

大陳胡蘆一个　玄胡主　白芥子　二末

土　狗五黄　洪吳萸　二末

全研細末為丸　佃丸如牛黄　後浸陽氣不

臁晚分利丸　治氣凑臁晚凌凌不利

臁忽如釜口梗角兩陽凑不

蝗焊〇十只　可加二十只　懷膝　二末　以飯和為丸每

玉黄丸　治血悲且山朋偏不止及腸熱下

注腸仁痹寺　服亭李不

生地三黄連五　黄芩三王　黄柏三　甘竹三大黄三

神效胡芦丹

治臌胀病，每服五分至一钱。

大陈胡芦一个　白芥子二两　土狗（去翅足）五十只　淡吴萸一两

同研细末为细丸大，每丸五分，姜汤送下，陈皮汤亦可。

膀胱分利丸

治气滞膀胱，溲溺不利，腹忽如斧，以梗通草汤送下。

蟋蟀（打）四十只，可加二十只　怀膝一两半

以饭和为丸，每服五分，重者一钱。

五黄丸

治血淋且崩漏不止及湿热下注肠红痔等。

生地三钱　黄连一钱　黄芩一钱　黄柏（炒）一钱　甘草一钱　大黄三钱

饭和打合为细丸，每服五分，重者一钱。

固精丸

金樱子三两（蒸） 蒺藜三两 白芍三两 牡蛎三两

为细末 酒糊为丸 每服五武钱

坎离交济丸 治脾肾两亏

坎匹一具 吴萸五钱 附子三钱 肉桂三钱 牡蛎五钱

人参三钱 为细丸 每服三钱

作许方

归全三钱 四製附子三钱 橘络一钱 红枣五枚

如丹参三钱 炒怀膝三钱 沉香曲三钱

如四断三钱 老苏梗三钱 膨皮三钱

固精丸

金樱子三钱　莲须三钱　白芍三钱　牡蛎三钱

为细丸，每服一钱或一钱五分。

坎离交济丸

治脾肾两虚。

坎炁一具　炙草一钱五分　附子三钱　猺桂三钱　牡蛎六钱　人参三钱

为细丸，每服一钱五分。

作经方

归全（炒）三钱　四制香附三钱　橘络一钱　炒丹参二钱　炒怀膝三钱　沉香曲三钱　炒川断二钱　老苏梗三钱　腹皮三钱

加红通一钱、桑寄生三钱。

痰阻方

如归全三钱　　生蒡子三钱

如枳朮二钱　　如怀膝三钱

如陈皮二钱　　广木香一钱

白头　　　　　如紫胡一钱

如姜皮三钱　　陽春砂

云阻方

如归身三钱　　如白芍三钱

珠茯神三钱　　橘络二钱

如杜仲三钱　　炒條芩二钱

银柴胡二钱　　青蒿梗二钱

　　　　　　　炒姜皮三钱

痰阻方

炒归全三钱　法夏一钱五分　玉苏子（炒）三钱　炒于术二钱　炒怀膝三钱　炒陈皮一钱五分　广木香一钱　炒柴胡（白芍一钱五分炒）八分　莱菔子四钱　白苓四钱

加焦蒌皮三钱、阳春砂一钱。

虚阻方

炒归身三钱　焦白芍一钱五分　炒条芩一钱　朱茯神四钱　橘络一钱　青蒿梗一钱五分　炒杜仲三钱　银柴胡一钱　焦蒌皮三钱

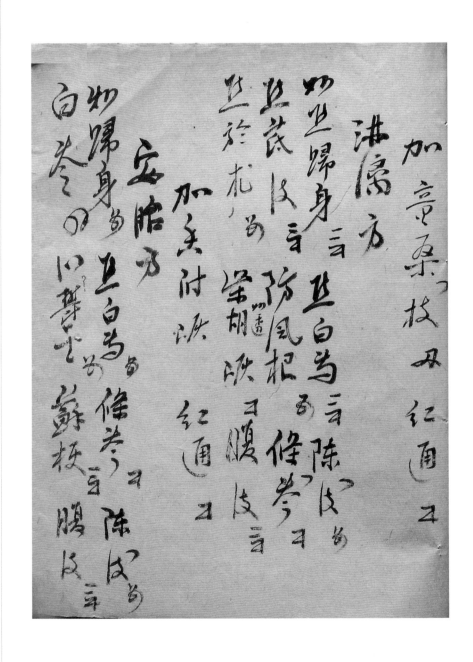

加意桑枝丑 红通二

洪瀛方

四卫归身三

卫茋皮三 陈皮

卫茅尤
防风根
柴胡 保参
红通

加羊附块

安胎方

卫白芍 陈皮

白芩

物归身
心叶
保参
苏枝
陈皮
朏皮

加童桑枝一两、红通一钱。

淋漓方

炒焦归身三钱　焦白芍三钱　陈皮一钱五分　焦芪皮三钱　防风根一钱五分　条芩一钱　焦于术一钱五分　柴胡（炒透）灰一钱　腹皮三钱

加香附灰、红通一钱。

安胎方

炒归身一钱五分　焦白芍一钱五分　条芩一钱　陈皮一钱五分　白苓四钱　川郁金一钱五分　苏梗三钱　腹皮三钱

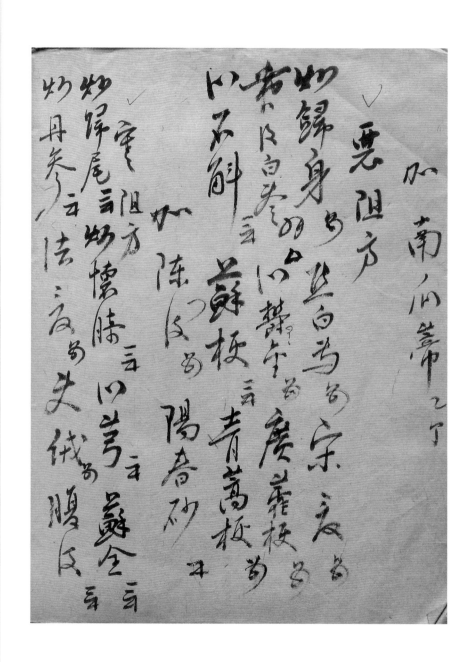

加南瓜蒂一个。

恶阻方

炒归身一钱五分　焦白芍一钱五分　宋夏一钱五分　带皮白苓四钱　川郁金一钱五分　广藿梗一钱五分　川石斛三钱　苏梗三钱　青蒿梗一钱五分

加陈皮一钱五分、阳春砂一钱。

寒阻方

炒归尾三钱　炒怀膝三钱　川芎二钱　苏全三钱　炒丹参二钱　法夏一钱五分　艾绒一钱五分　腹皮三钱

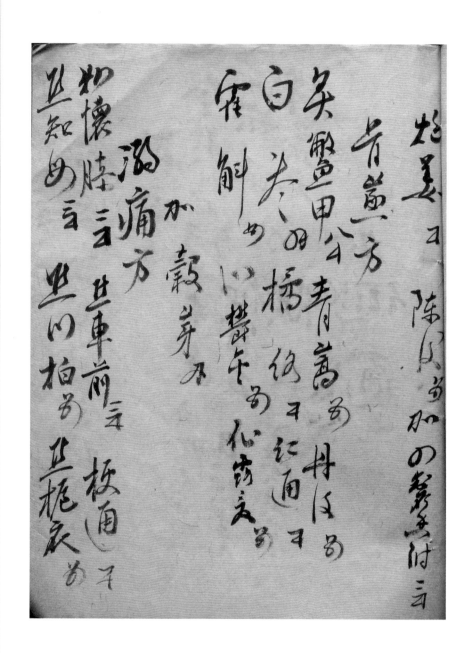

炮姜一钱　陈皮一钱五分

加四制香附三钱。

骨蒸方

炙鳖甲八钱　青蒿一钱五分　丹皮一钱五分　白苓四钱　橘络一钱

红通一钱　霍斛一钱五分　川郁金一钱五分　仙露夏一钱五分

加谷芽一两。

溺痛方

炒怀膝三钱　焦车前三钱　梗通一钱　焦知母三钱　焦川柏一钱五分

焦栀衣一钱五分

上海蔡氏妇科历代家藏医著集成

蔡氏妇科丸散露酒膏丹辑录

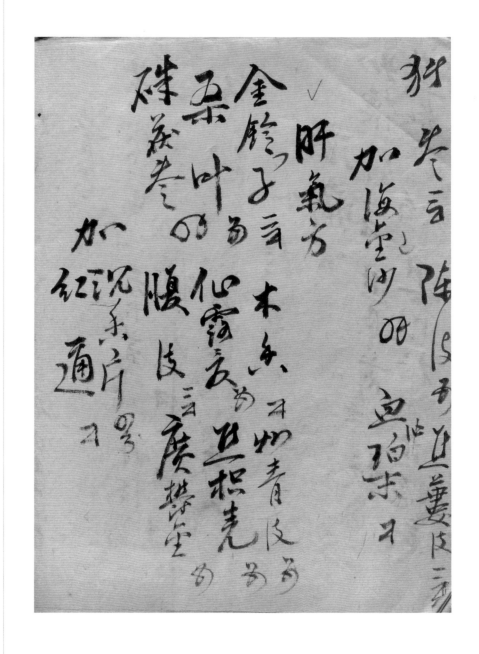

猪苓三钱　陈皮一钱五分　焦蒌皮三钱

加海金沙四钱、血珀末（冲）一钱。

肝气方

金铃子三钱　木香一钱　炒青皮一钱五分　桑叶一钱五分　仙露夏一钱五分　焦枳壳一钱五分　朱茯苓四钱　腹皮三钱　广郁金一钱五分

加沉香片四分、红通一钱。

上海蔡氏妇科历代家藏医著集成

蔡氏妇科丸散露酒膏丹辑录

產後方　腹痛宜温 均可

如歸全三　法夏五　陳皮四

炒懷陳三　查炭三　腹皮三

罄氣附三　原仁花五　蘇全三

如丹參三　炒炮薑吹　血珀三

如歸尾三　花蕊石三　飛滑石

胞衣不下方

产后方

腹痛寒热均可。

炒归全三钱　　法夏一钱五分　　陈皮一钱五分　　炒怀膝三钱　　查炭三钱　腹皮三钱　　四制香附三钱　　原红花一钱　　苏全三钱　　炒丹参二钱

加炮姜炭一钱，血珀末（冲）一钱。

胞衣不下方

炒归尾三钱　　花蕊石三钱　　飞滑石（包煎）四钱

上海蔡氏妇科历代家藏医著集成

蔡氏妇科丸散露酒膏丹辑录

妙月参三 四驚孝附二 火根壳三 炒青皮各

四懷膝二 廣本香二 炒青皮各

元明粉二 熟火黄三 红通二

加 血珀末

臨霧方

京川貝各先炒 麦芽 半斤

宗川貝 甜杏仁

桑叶皮 红二淳竹叶半斤

旋覆花貝 玉桔梗 芦茅根一斤

常芦麻黄三生甘炒 批杷叶一斤

炒丹参二钱　四制香附三钱　焦枳壳一钱五分　炒怀膝三钱　广木香一钱

炒青皮一钱五分　元明粉（冲）三钱　熟大黄三钱　红通一钱

加血珀末一钱、腹皮三钱。

肺露方

宜先以水洒湿，湿发蒸以上药味，蒸露二十斤，分作三锅，或多几锅蒸之，水宜多换。

京川母一两五钱　光杏仁三两　麦芽半斤　象贝母三两　甜杏仁三两　宋夏一两五钱　淡远志三两　薄荷一两　桑叶三两　桑皮八两　橘红一两　鲜竹叶半斤　旋覆花四两　玉桔梗三钱　鲜茅根一斤　带节麻黄三钱　生甘草八钱　鲜枇杷叶一斤

又肺露方

吐血用者。

枇杷叶一斤　陈皮三钱　竹心叶半斤　宋夏八钱　桑叶皮各四两　旋覆花三两　川浙贝①二两　茅根一斤　甜光杏仁各二两　芦根一斤　远志五钱　生草四钱

---

① 川浙贝：此后疑脱"各"字。